U0111975

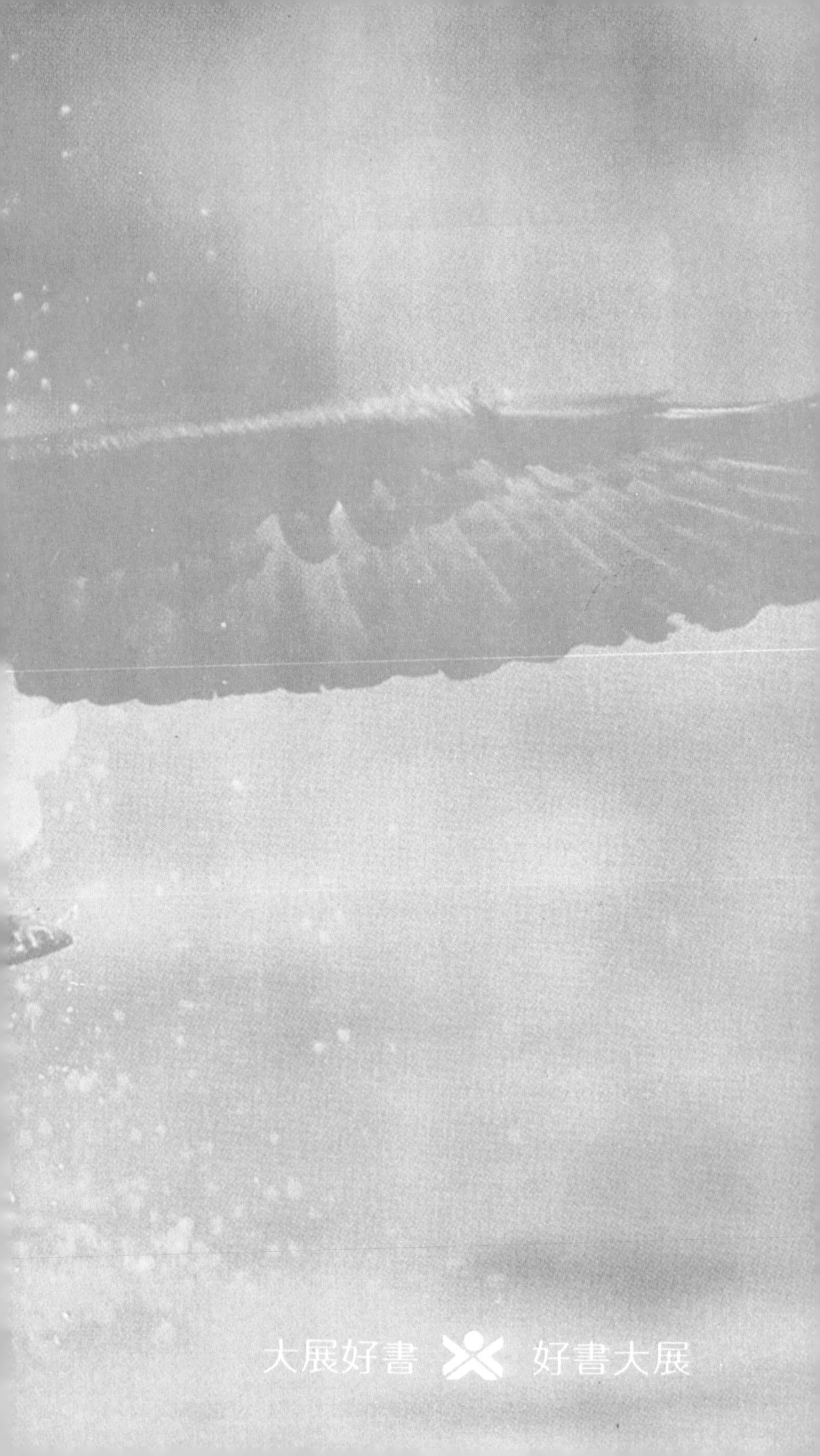

大展好書 好書大展

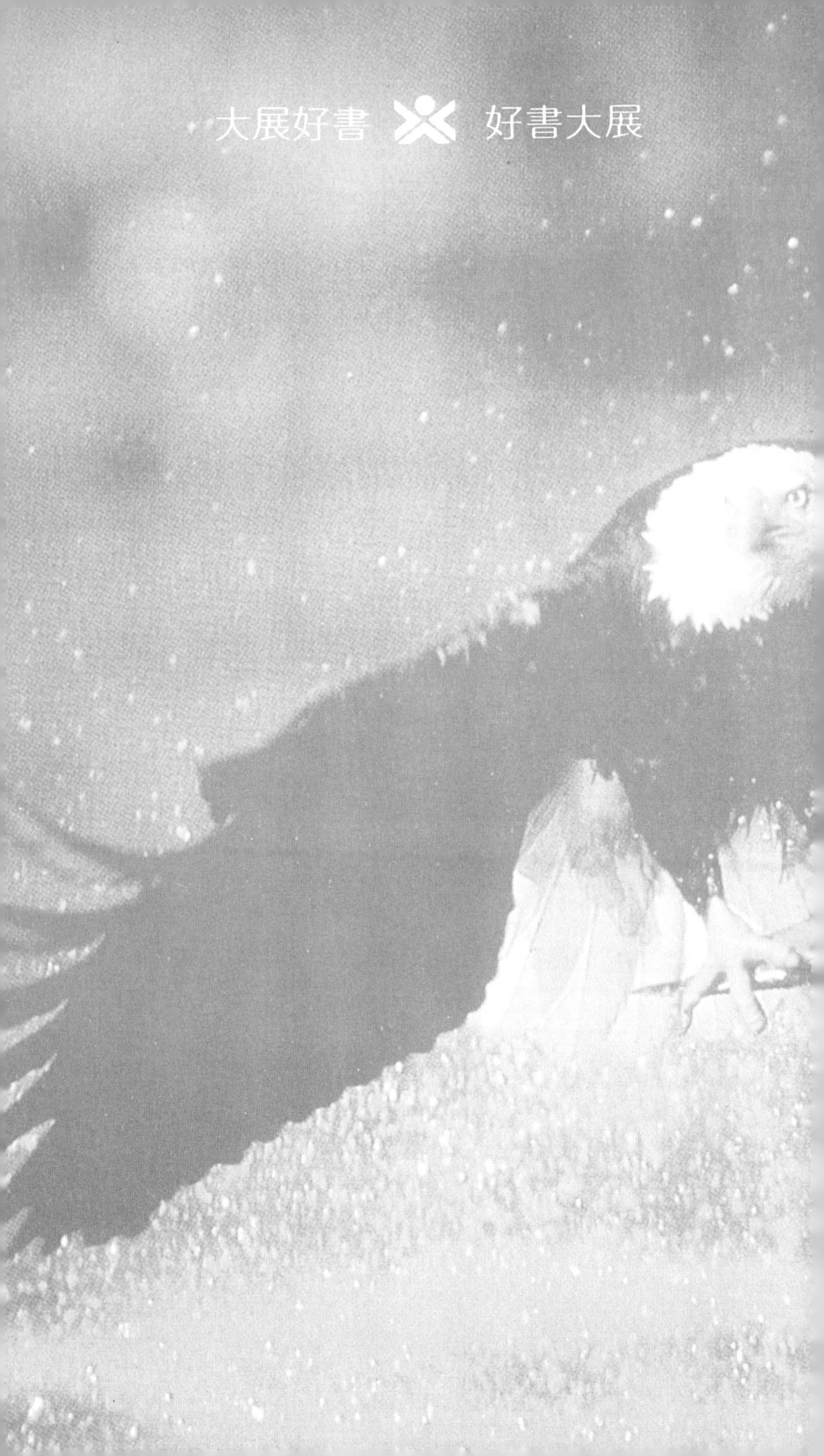
大展好書 好書大展

婦幼天地

50

10天減肥3公斤

彤雲編輯組／編著

大展出版社有限公司
DAH-JAAN PUBLISHING CO., LTD.

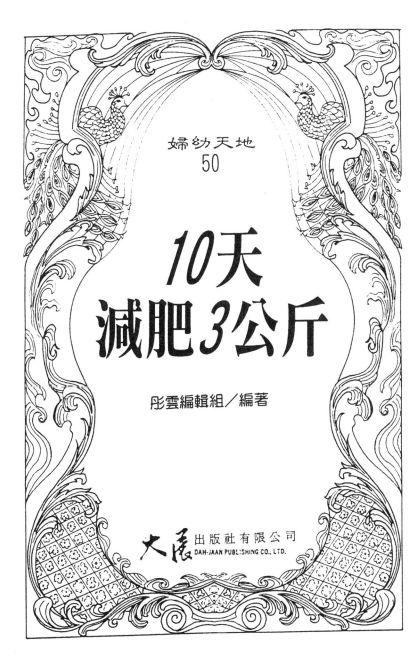

前言

年輕女性幾乎都毫無例外地，希望大腿、小腿肚、臀部瘦一些。不論是看起來肥胖的人或明明很苗條的人，都有這些想法，的確令人感到懷疑。

女性都會希望隱藏在裙子下方的部分很纖細，通常國內女性最大的煩惱就在於下半身，認為「下半身肥胖」。

這種不平衡的身材，即與上半身相比，大腿太粗，整個腳不夠纖細，要消除「下半身肥胖」的現象很困難，也很麻煩。如果想要按照普通的減肥方式減肥，似乎連一寸都不想瘦掉的胸部肌肉也會消瘦，而想要瘦一些的大腿和小腿肚卻仍維持原狀。

想要「消除下半身肥胖」的人，一定要了解這一點。

稍後會為各位詳細敘述，減肥和只想瘦下半身根本上的不同。

任何人靠著減肥或熱量的攝取都會輕易消瘦，全身較胖的人在體重減少時，腳也會變細。

但是有的人上半身很細，下半身卻很胖，而這種女性想要靠著控制熱量的攝取來減肥，腳絕對不會變細，這是本書的重點。

減肥書籍陸續出版，然而其中卻沒有解說不去除上半身的肉，只消除下半身肥胖的方法。

換言之，因爲自己的大腿太粗而感到煩惱的女性；或是因小腿肚太粗，無法穿裙子來遮掩的女性，一般人的說法是：「稍微想瘦一點沒問題，不過關於這部分還是放棄吧！」

但是本書會告訴妳，不需要放棄，只要使用正確的方法，想要瘦下半身並不困難。

要創造苗條的下半身，要先考慮血液與淋巴液的循環順暢。一旦循環停滯時，組織體液積存在腳，形成浮腫狀態，很難運出脂肪，會使脂肪固定下來。

本書基於這事實，以確實能消除「下半身的肥胖」的減肥、運動（體操）、按摩爲基本，爲各位設計十天的計劃。這是能夠立刻實行，而且一定能夠使下半身消瘦的整體十天內的計劃。

從今天開始，每天忠實地實行計劃。一氣呵成向妳感到煩惱的「下半身肥胖」說再見吧！

目錄

第二章 利用吃來減肥的「下半身的集中減肥」

第一章——為什麼只有下半身「肥胖」呢？

我的青春葬送在減肥生涯中

也許妳也是如此吧！我是個很愛吃甜食的人，直到長大成人以後也是如此。我在十六、七歲時，尤其愛吃甜食，家人都告誡我已經這麼胖了，最好別吃太多甜食。但是我一天不吃甜食，就會覺得心情不平靜。

家人都很擔心，所以有時候我會一餐不吃，可是又無法挨餓，於是只好拼命地吃巧克力或蛋糕等點心來充飢。

我是一個偏食的人，在這種惡劣的條件下，不發胖也難。青春期荷爾蒙的平衡不穩定，而是處於容易發胖的時期。在這段期間裏，我非常胖，十三歲時就已經重達七十八公斤（當時身高一七〇公分）。

回想當時的情形，早餐我吃四、五個蛋糕，午餐不吃，晚餐喝十碗紅甜菜肉湯（這是眞的）。連續好幾天如此，連我本身都感到害怕了。

當時，我到美國學校去求學，同學大都是美國人，生活型態是屬於美式的。與國內學生相比，美的意識較為強烈，打扮得很時髦，非常注重自己的體態和服裝。

請各位想像一下當時的情形，我當然是很明顯的存在了。

原本大而化之的我，也不禁暗自著急了。不能再說有什麼關係呢？我就是想吃東西嘛！很自然地就會向減肥挑戰。

於是先減少食量，最初的作法是「不吃早餐」。

結果非常悲慘。

不吃早餐反而造成了反效果。沒吃早餐使我產生了安心感，放心地吃一些不該吃的東西，如冰淇淋。或是百般地忍耐飢餓感，在晚餐時吃得比平常更多。待察覺時，已經來不及了。體重計的指針無情地指向了八十公斤。

我慌張不已，心想再這樣下去，自己會變得越來越顯眼，一定要努力才行……。再這樣下去，恐怕會到達一百公斤呢！這時我開始向朋友請教、看書，也有了自己的想法，了解如何減肥，要如何才不會吃很多東西，開始與體重之間的「戰鬥」。

學習武道（拳法），盡量流汗，心中想的就是減肥。但是卻瘦不下來，體重還是徘徊在七十六～八十公斤之間。好不容易瘦了三公斤，卻又掉以輕心，立刻又胖了五公斤。瘦了五公斤，又胖了七公斤，反覆出現這種情形。

自美國學校畢業時，我已經放棄希望了。

但是……這時候卻是我的轉捩點。

希望從事嚮往的職業而努力減肥！

從美國學校畢業以後，要謀個職業。當時年輕女性嚮往的職業之一就是空服員，我也不例外地參加空服員的考試。

我並不期待結果，只要參加考試就覺得心滿意足了。不料卻錄取了。我當然感到非常高興，心早已飛到天空上去了。接到通知時，猶如置身於夢境一般，但是打開信件一看，我嚇了一跳。令全身顫抖的衝擊直貫心田，雖然錄取卻有「條件錄用」，這條件令我愕然，也就是要我「減輕體重」。

當時我的體重七十八公斤，胸圍一〇五公分，距離一般人對於空服員的印象實在差太遠了。

「要我減肥……。現在我能做甚麼呢？即使這麼努力也沒有可能在短期內消瘦下來。」

我拿著通知書，覺得一籌莫展，心想自己不可能被錄用了。我覺得自己的前途無亮，以往嘗試過的方法已經不想再嘗試了，我無法這麼輕易地瘦下來……。因爲肥胖的緣故，我要失去自己的夢想和希望了……。我一定要努力……。

對我而言，這的確是一個很好的機會。我不願意放棄成爲空服員的夢想，於是我下定決心，即使餓得肚子咕嚕咕嚕叫，我也要減肥……。

人類在遇到困境的時候，就會發揮相當大的力量。於是，我絕不允許自己攝取任何甜食，努力減肥，戰勝蛋糕之類的誘惑。幾乎每天過著不吃不喝的生活，這樣的努力或許也感動了神吧！以往每次瘦三～五公斤又會恢復原狀的體重，開始逐漸下降。

接到錄取通知以後，我到公司去了好幾次。每一次主考官對於我的變化都感到很驚訝。看到他的反應，我眞是樂不可支，更加速了我減肥的決心。在一個半月以內瘦了二十五公斤，成爲五十五公斤的體重。

相信有些人也有這樣的經驗吧！開始減肥時，看到體重減輕，會覺得開心得很。當時我是以十公斤爲目標，實際上體重開始減輕以後，我希望變得更瘦。甚至在這時候生病也無所謂，想要向人類的界限挑戰，連情緒都變得非常興奮。但是如果過度，身體本身無法接受食物，也許後果不堪設想……。

僥倖的是我到了五十五公斤以後，就非常滿意。覺得「骨頭太粗了」，還應該胖一點點」，反而希望自己能胖至六十公斤。從此以後到目前爲止，都一直維持最佳體重六十公斤。我不建議各位採用這種快速減肥法，值得注意的是「減肥意志」，這一點最重要。我沒有在減肥上花太多的時間，僅僅在一個半月以內就瘦了二十五公斤，我覺得這全憑意志力達到了理想。爲了從事理想的職業，一開始就發揮我的「韌性」，因爲這原動力而使我能夠減肥成功。如果條件錄用通知沒有寄來，我眞不敢想像結果會如何。也許我到現在還會是個胖子吧！當然，我也不可能成爲美容家了。

如果妳希望減肥，一定要問自己這些問題：

「希望到何時爲止，哪一個部位要瘦到何種程度？爲甚麼想要減肥呢？」

如果妳沒有明確的回答這些問題，可能就無法減肥了。根據我以往的經驗，隨隨便便想要減肥的人，根本就看不到減肥的成效。反之，意願強烈的人就能夠確實減肥。

所謂「病由心生」，肥胖就是一種疾病。如果希望從這種疾病中解放出來，便需要一種「趕快治好疾病」的堅強意志，所以妳的心情會影響這一切。

減肥也需要堅強的意志力，而且要能堅持下去，相信很快地妳就會擁有美好的體型……。

瘦了以後，世界會變成彩色的！

「原本八十公斤減至五十五公斤」，是身體的大變化。

當時我正在學古典芭蕾，以往八十公斤時從未享受過的輕盈快感油然而生，覺得自己好像能夠輕巧地飛到天空一般，身體輕盈，隨著節奏跳躍，眞怕自己衝到天花板上。走在外面時，一陣風吹來，當時我還深怕自己被颳走了，甚至抓住電線桿呢！希望各位不要見笑。瘦了以後，就有這種感覺。

瘦了二十五公斤以後，當然除了身體變化以外，精神也完全不同。我本來就是個樂天派的人，即使再胖也不會情緒低落，因此能夠享受快樂的學校生活。

但是瘦了以後，世界變得富於色彩。與他人的相處比以往更快樂，而且能夠享受時髦打扮之樂，別人的視線也完全不同了。眞是高興得不知該如何形容才好。

因此，我對於美麗更表關心，開始學習美容學，甚至捨棄了好不容易得到的空服員生活，踏入了美容界。瘦了以後，使我能把握今後的人生方向。

樂天派的我，進行了「精神改革」，而一些因肥胖而抑鬱寡歡的人情形又如何呢？瘦而美能夠使憂鬱的性格變得開朗，而且因爲自己「瘦下來了」，而產生了自信。當然不只如此而已。

變得美麗以後，生活也富於變化，相信男朋友看妳的眼光也完全不同了。有很多人爲了愛人或結婚而減肥，如果有明確的目的，則相輔相成的效果更大。具體地想像一下爲甚麼要減肥，而且要相信一定能夠瘦下來。

希望各位也能體會到身心都非常清爽以後，那種喜悅的心境。

「妳覺得自己很胖嗎？」

相信所有女性的回答都會是「YES」。請等一等，眞是如此嗎？不，我敢斷定完全相反。實際上，國內的女性只有少數的人是屬於「眞正的肥胖」。

幾乎都是自覺「太胖了」，可是並不是眞的胖。實際上，歐美女性都很羨慕國內女性苗條的體型。我認爲國內女性不發胖的秘訣在於主食米飯，所以米飯是健康食、美容食，受人歡迎。在歐美全身的肉會擅在一起，甚至會看到身材比普通人更巨大三倍的人，但是在國內很少看到這種「肥胖體」。

即使我一再如此強調，相信各位在心中還是會想：「沒這回事，我眞的很胖，我想要減肥。」實際上，九〇％的國內女性都覺得「自己眞的太胖」。

國內男性九〇％都認爲「自己不胖」，這男女意識的差距眞是非常有趣，即女性總認爲自己很胖，擁有想要減肥的慾望；男性即使稍胖也會認爲這樣才具有男性美，擁有完全不同的意識。

爲甚麼女性會覺得自己很胖呢？妳覺得自己哪個部分較胖呢？

現代女性的煩惱以「下半身」佔壓倒性多數

身爲美容家，我在美容沙龍裏已經聽說了太多女性與男性有關「肥胖」的煩惱，並進行指導。踏入美容界的關鍵，就是因爲我以往也曾有過「肥胖」的煩惱。

即使成功減肥也會擔心是否會恢復原狀，又不希望再嚐到肥胖之苦，因此，我學習各種減肥法與美容法，終於成爲美容家。

一般人從外觀看來大半都不胖，而有些人「太胖」的內容與我完全不同。

例如：有人的煩惱是這樣的。

「我希望大腿再細一些，就可以穿時下流行的短褲了……。」

「希望小腿再瘦一公分，好使腳看來修長些，就可以穿迷你裙了……。」

「臀部和大腿都太胖了。夏天就快到了，我不想穿著泳衣見他……。」諸如此類，不勝枚舉。

基於健康的考量，有的人必須減肥二十公斤或三十公斤。對於這些人而言，上述的都是非常奢侈的煩惱，但是身爲女性想要追求美麗的心志卻是一樣的。

我了解到大部分的煩惱都集中在「下半身」。臀部、大腿、小腿肚的煩惱佔整體的九〇％，而我的情形則完全相反，是屬於倒三角形，即上半身有贅肉附著，是屬於西方人的肥胖方式。胸部太大，希望能夠小一點而感到煩惱。反之，臀部太小也是我的煩惱……。

我踏入美容界先遇到的，就是「國人的煩惱」。大多數的人幾乎上半身都維持著普通狀態，但是大腿與小腿肚太粗。整體而言，形成不協調的體型。

因此，我的經驗無法供這些人作爲參考，必須要考慮國內女性獨特的瘦身法。

雖然減肥情報氾濫，但是到目前爲止，並沒有只瘦下半身的方法。因此只希望腳瘦的人，卻無法嘗試控制熱量，讓全身都瘦下來的減肥法。即使這麼做，很難瘦下來的下半身也無法瘦下來。

實際上，這些因「下半身肥胖」而感到煩惱的人，以往曾嘗試過各種減肥法，可是不希望去除的胸部肌肉卻消瘦了，而大腿和臀部的肉還留下來。不只如此，只有上半身瘦，下半身顯得更肥胖，像這樣的人也不少。

我希望能夠解救有這些煩惱的人。經過許多錯誤的實驗以後，我找出了「下半身肥胖」的秘密，也找到了解決的方法。希望讓更多的人知道，具體地說明內容以前，我想再強調一點。

覺得「自己很胖」的人，妳絕對不是「肥胖」。一定要趕緊捨棄「肥胖」意識，要有一種「下半身肥胖」的自覺（？），所以要利用適合「下半身肥胖」的方法，正確美麗的減肥法。

先前已談及，下半身的肥胖與眞正的肥胖根本上是不同的。如果攝取的熱量多於消耗的熱量，即攝取過量而導致皮下脂肪積存在身體，就會造成肥胖。從腰圍下腹部開始，最後全身都會發胖。

即使單純地減少熱量的攝取（只是暫時逃避，不是正確的減肥法），就能去除脂肪瘦下來。在意大腿和小腿肚的女性，利用這方法根本無效，因爲下半身是靠單純的減少熱量攝取的減肥法減肥時，最後才會變瘦的部分。因此，原本不想使其消瘦的胸部的肉去除了，胸部會變得更爲扁平，腳還是非常胖。

那麼，到底要採取何種方法較好呢？看看下列的例子吧！

停止外食後不久，小腿肚變細了！

女性希望「腳變細」，以希望小腿肚變細的女性佔壓倒性多數。雖然大腿有點粗，穿裙子就能夠遮蓋，然而小腿肚卻常暴露在他人的眼光中，希望腳脖子細瘦，擁有修長的小腿肚是理所當然的夢想。一旦覺得「小腿肚太粗了，眞是無可奈何」，就無法穿裙子，當然更甭提穿流行的服裝散步在街道上的想法了。

吉田美子是二十二歲的ＯＬ，有這一方面的煩惱。為了隱藏粗大的小腿肚，她平常絕對不穿裙子。但是公司規定要穿著制服，她很喜歡這份工作，卻不願意露出自己最討厭的小腿肚，因此情緒低落，每天都很焦躁，甚至想要辭去公司的工作。

由美子本身並不胖，升上高中以後，開始對減肥感到興趣，一種「想要更瘦」的願望一直支配著她，她沒有任何有關減肥的知識，採用最簡單的方法，就是不吃正餐，而只靠生菜沙拉、酸乳酪、水果來裹腹。

起初，她的體重的確減輕了，但是後來這現象停止了。因為她只吃最低限度的東西，可是經常和友人在外吃飯，立刻就增加了二、三公斤。她覺得這可糟了，又開始減肥，雖然減至原本的體重，可是不會再繼續減輕體重了。她陷入一種體重增加↓減肥↓體重減少↓掉以輕心↓體重增加的惡性循環中。

她成為社會新鮮人以後，夾於新生活、工作環境與複雜的人際關係中，沒有減肥也自然地消瘦了。

體重減少，身體各部分的肌肉都減少了，只有腳還維持原先的粗細。而且不像以前一樣有彈性，變得鬆垮垮地很難看……，她開始感到煩惱。而且腳很容易疲倦，如果長時間站著工作，會出現嚴重的浮腫現象。她覺得很痛苦。

因爲不知道到底情形如何，而無法繼續談下去。於是請她脫掉衣服，讓我看她的腳。

她本身說只要小腿肚再瘦一點就好了，但是問題不只是如此。從大腿根部到膝、小腿肚、小脖子、整雙腳都很粗，而且毫無血色，一片蒼白。

一些想要「消除下半身肥胖」、「想要腳變細」的女性雖然有程度差，卻有浮腫的現象。浮腫，是受到缺乏維他命、鈉過量、缺乏碘等的影響；有一些較輕微，不必擔心；有一些卻是嚴重的疾病症狀之一。身體並無不佳，但是人類的腳早晚的容積卻有二〇％之差，再加各種要素而使浮腫的情形變得更嚴重。浮腫時期增長，後來這狀態就固定下來了。

她由於缺乏營養素，再加上來自生活環境的變化所帶來的緊張、疲勞、運動不足，以及其他複雜的要素糾結在一起，導致代謝機能減退，血液循環不良，二隻腳形成瘀血狀態，而引起淋巴液的停滯等。由於重力的關係，多餘的組織體液集中在腳。這就是年輕女性常出現的「蘿蔔腿」的典型例。

從美容面來看她這種狀態，或是從健康層面來考量，都有必要盡快改善這種狀態。與其利用食物來改善，不如實行輕微的按摩、運動、泡澡法較好。

她早上很忙，只喝一杯咖啡。午餐則在職員餐廳吃快餐。晚上覺得要煮晚餐很麻煩，所以經常在外面吃飯。鹽分攝取過量，維他命B群和礦物質（尤其是鉀、鈣、碘、鎂）的缺乏，造成其嚴重狀態，所以要先徹底地改變食物。現在的飲食生活有一些要避免的事項……。

我所指示的菜單基本要件如下：

1. 不可以不吃早餐，一定要吃三餐。
2. 爲了防止熱量過剩，吃任何東西時，都要求是無油餐。
3. 盡可能不要外食，要自行調理。帶自製便當到公司去吃。
4. 停止攝取新鮮蔬菜和水果，要盡量多吃海藻類。

5.控制鹽分攝取量，完全不吃加工食品。

要求其遵守以上的要件，同時在每餐三十分鐘以前，要她服用十顆海藻成分的濃縮萃取劑。

她經常外食，根本無法進行健康管理。即使覺得麻煩，也要吃自己調味、調理的食物，才能夠消除煩惱。

但是不得已要外食時，必須注意以下的要點：

首先，鹽分不要攝取過量。她浮腫的情形非常嚴重，因此鹽分的攝取量最好控制在三～五公克較理想。但是外食時，無法做這樣的限制。而且已經調理好的食物也不能夠使鹽分變少，所以我要她避免吃口味太重的食物，即使味道太淡也不可以撒鹽、調味醬或醬油，這麼做會形成很大的差距。吃麵類時，即使覺得浪費也不要喝湯。味噌湯一定要留下一半，絕對不要吃醃漬菜等鹽分較多的食品。

外食時，我指示她每一次都要服用十五顆海藻濃縮丸，才能充分補充身體所需要的礦物質，而且能夠趕出體內不必要的鹽分。對她這種狀態的人而言，是最適合的。

她似乎積存了許多壓力，因此指導她的運動也是以放鬆爲主而進行的運動。多花點時間泡澡，促進血液循環。泡澡後花二十～三十分鐘，徹底按摩小腿肚與大腿。利用這外在的刺激，能夠分解掉多餘的脂肪，同時能夠使血液、淋巴液流通順暢，形成容易運出老廢物的狀態。

以往都外食的由美子，是否能夠改善飲食生活，令我感到很擔心。但是開始實施這計劃以後，她的意志堅強，絕對不在外吃飯，非常完美地實施減肥計劃。

很快就出現效果了。一般而言，小腿肚是身體最難瘦的部分，但是她因爲改善了生活，看起來白而發脹的腳恢復了紅潤，而且浮腫漸消，和初見時完全不同。她也受到這效果的鼓勵，變得更喜歡實施這種方法，努力地按摩、運動，當然也會好好地進行使腳變細的食物管理。

數個月以後，她來打招呼，其自卑感已經煙消雲散，神情開朗。爲了強調腳的曲線美，而穿著時髦，她很高興地向我報告喜訊：「今年秋天我已經結婚了。」

「趕走水分」，使六一一公分的大腿變成四八・五公分

整體而言，胖的人開始減肥以後，從大腿開始消瘦。如果是典型的「下半身肥胖者」，採用普通的減肥方法從上半身開始消瘦，大腿還是無法變細。

十八歲的田邊恭子參加籃球社，經常鍛鍊而擁有粗壯的大腿，她希望擁有和別人一樣的大腿。她看起來像個健康的運動健將，身高一七五公分，留著短髮，看起來很可愛，骨碌碌的大眼睛，讓我留下了深刻的印象。

起初，我不了解她會說希望擁有和別人一樣的大腿，不過看到她粗壯的大腿以後，我就能了解她的想法了。她是屬於硬胖型，大腿粗得有如普通女性的腰圍一般，即其大腿有很多脂肪附著於其肌肉上。

她和時下的年輕人一樣，喜歡吃漢堡、炸雞等速食品。她說她本身「有如中毒」一般，一天至少要吃一次這些速食品。此外，她也很容易口渴，甚至能夠一口氣喝完一公升的汽水，令我感到很驚訝。

也許，在學校的運動社團鍛鍊的人都屬於這一型吧！極力控制飲食，爲了滿足空腹感而喝很多汽水，最後仍是滿腹牢騷認爲：「我想要減肥，大腿卻無法變瘦。」

像恭子這樣的情形，二十歲以前的女性會變胖，因爲運動而使肌肉變硬。如果想要減肥非常困難，基本上建議其採用以海藻爲主的飲食生活。如果要使肥胖的大腿在短期間內變瘦，按摩極爲重要。即使拼命減肥，如果肉很硬也無法產生很好的效果。要多花點時間，施予強力的脂肪分解按摩。待脂肪柔軟以後，再配合實行減肥，就能達到滿意的效果。

我要求恭子在泡澡時與泡澡後都要按摩，飲食方面則完全拒絕速食品。不喝汽水，而改喝烏龍茶或水，而且一天只能喝三杯。

她非常口渴，是因爲鹽分攝取過量，才會造成這種症狀。我要求她的口味要淡一些，不吃煎餅、醃漬菜等鹽分較多的食物。飲食管理方面，希望其母親全力協助配合。而且一天分三次服用四十顆具有趕出體內鹽分作用的海藻濃縮丸。

最初不讓她吃速食品，她牢騷不斷。後來漸漸地習慣了減肥菜單，反而讓人擔心吃這麼多東西，眞的不要緊嗎？

在母親的全力協助之下，關於飲食方面能夠百分之百地配合。恭子能夠在這麼好的環境中努力瘦身，眞是非常幸運。我想，效果可能也會出現得更早吧！

但是一週以後，並沒有達到效果。我向她的母親確認她的確遵守飲食的指導，我問她：「有沒有偷吃點心？」她說：「絕對沒有。」從脂肪分解的情形來判斷，的確是按照指導來按摩。到底原因何在，我也覺得很奇怪。於是，只好再觀察一陣子了。三天後她再來，並沒有出現我期待中的變化。仔細詢問之下，令我感到一陣愕然。我了解到自己的常識不見得就是對方的常識。

我限制恭子一天喝三杯水。我的常識是指一杯一八〇～二〇〇cc，而她則認爲「既然喝三杯，就多喝一點也無妨」，結果她是用大啤酒杯來喝水。好不容易減肥，而且徹底實行按摩，可是這麼做當然不會出現表面上的變化。

爲了擁有細瘦的腳，積極地補充碘、鈣、鎂、鉀等礦物質，且服用能夠趕走體液停滯的罪犯，鈉的海藻濃縮丸，可是卻沒有用。於是我吩咐她一定要遵守水分的攝取量，因爲除了水分以外，她在各方面都遵守指導，我想很快就會出現效果了。

正如我所想的，原先她一直抱怨瘦不下來，在展開了這些減肥過程以後，大腿的肉很快地就去除了。不要認爲只不過是水而已，對於肥胖而言，水具有相當大的影響力。只對下半身來說，就會造成很大的影響。

原本六十二公分的大腿，到了第八週縮小爲四八．五公分。以往試遍各種方法，大腿始終瘦不下來。現在她很高興地說：「終於擁有和別人一樣的大腿了！」

不只如此，她對於身體的變化也感到很驚訝。她會身體失調是因爲以往不良的飲食生活所造成的，不良的飲食生活使得身體的平衡瓦解，對於組織體液的循環造成不良影響，使原本應該完全去除掉的脂肪、老廢物、疲勞物質，都積存在體內。

利用按摩等外部刺激促進排泄，同時藉著攝取營養均衡的飲食來改善，腳變細的同時，所有身體失調的現象都消除了。如果從整個體型來看，只是腳太粗的狀態，不僅在美容上有礙觀瞻。就健康層面而言，也不是好現象。所以包括飲食生活在內，一定要過著正常的日常生活，才能夠擁有健康美麗的腳。

妳的下半身是屬於四種型態中的哪一種？

妳覺得如何呢？由前述的例子就可以了解到，下半身肥胖有各種不同的狀態。有些只是小腿肚非常粗，有些則是從臀部到大腿有贅肉附著；有的是腳鬆軟而粗大，有的則相反，腳硬梆梆地……。大致分爲以下四種型態：

①脂肪型

最胖的部分用指尖就可以捏出來，放開手指以後，立刻恢復原狀。即使用力，肌肉也不會浮上來。

②肌肉型

皮下脂肪較少，是很難捏到的一型。按壓時，覺得有彈性，硬梆梆地。用力時，肌肉會隆起。

③水分型

按壓時會陷下去，拿開手指以後，還會留下痕跡。

④混合型

混合①、②、③中的二種或三種的型態。

①的脂肪型是因爲吃得過多或運動不足而導致脂肪蓄積所造成的，與其說是下半身肥胖，還不如說全身都有脂肪附著，是屬於肥胖型。所以在使下半身變得細瘦以前，要先減輕體重。爲了使整體都瘦下來，所以要實行以減肥爲主的計劃。

②的肌肉型可能在學生時代從事激烈的運動，停止運動以後，過了一段時間以後，肌肉衰退。但是脂肪卻開始入侵。原本骨頭粗大，肌肉發達，所以採用一般的減肥法很難減輕體重，而應該要進行以運動訓練爲主的減肥法來消除脂肪。

③的水分型是淋巴液的停滯、瘀血、組織體液的積存所造成的，有的是單純的生理現象，有的是腎臟、肝臟等有毛病而造成的病態現象。如果是後者一定要接受醫生的診斷。非病態要因時，可以進行具有利尿作用與發汗作用的食物療法。

除了這三型以外，還有第④種混合型，例如：脂肪型與水分型、肌肉型與水分型混合，或是三種型態混合出現，有下半身肥胖煩惱的人，幾乎都屬於這一型。現在，最重要的一點是妳必須了解自己到底屬於哪一型。

利用淋巴液的活性化使下半身清爽！

那麼，「下半身肥胖」到底是因爲甚麼原因而造成的呢？

下半身肥胖，當然是脂肪附著過多。幾乎所有的人都會伴隨著出現「浮腫」的現象。脂肪積存至某種程度以後，會導致這部分的血液循環不良。結果代謝機能減退，一部分的靜脈有血液積存，血液和組織的滲透壓平衡瓦解，水分積存在組織，而阻礙了淋巴液的循環。這種浮腫狀態是因爲極端的減肥導致營養失調，或過度注重「美食」而對於肝臟與腎臟造成很大的負擔，維他命與碘缺乏，導致浮腫的狀態惡化，對於腳的粗細造成很大的影響。

實際上，即使沒有到達這種浮腫的地步，但是脂肪積存，導致血液和淋巴液的流通停滯。原本應該在這些循環中運走的脂肪和體內的老廢物或毒素，就會殘存在體內。新的脂肪物質又運送過來，因此脂肪大量堆積，導致血液循環更爲惡化，代謝機能衰退，造成惡性循環。

僅僅是因爲下半身肥胖而感到煩惱的人，或多或少都會有這種惡性循環的現象，因此杜絕惡性循環才是消除下半身肥胖的關鍵，即要調整讓過剩水分和脂肪等能順利運出的條件，同時消除目前積存的脂肪。因此「按摩」與「運動」是不可或缺的。按摩即「揉出」的方法，能夠分解皮下脂肪。運動則是爲了使肌肉恢復正常狀態，爲增加氧供給量而進行的，如此便能使運送到體內的食物加速燃燒的速度。

但是，最重要的是食物療法。如果一天三餐中有缺陷，即使進行按摩或運動也很難出現減肥效果。反之，如果是正常的飲食生活，逐漸提升身體的機能，新陳代謝旺盛，就會創造一個不會附著贅肉的身體，即所謂的「體質改善」。

實際上，我曾瘦了二十五公斤。十餘年來，一直維持穩定的體重，就是因爲能夠重新評估飲食生活，改善體質所致。接著，爲各位詳細敘述我的減肥瘦身法。

第二章——利用吃來減肥的「下半身集中減肥法」

❀只靠單純的節食無法瘦下來

如果你下決心要「減肥」，要先做些甚麼呢？

這時，任何人想到的就是「不吃」。我也這麼想，其實到現在依然有這樣的想法……。但是只吃新鮮蔬菜，這些不至於發胖的食物，肚子餓得咕嚕咕嚕叫，忍耐著不吃會成爲發胖原因的飯和肉，是一般的減肥型態。

原本進入的食物較少，而蓄積在體內的脂肪燃燒，變成熱量消耗掉，結果體重當然會減輕。

奇怪的是利用這種減肥法瘦下來的人非常少，成功率非常低，理由何在呢？的確，採用這種方法會瘦到某種程度，但是難以持續下去。因爲「吃」是人類的本能，一旦「不吃」會不斷地有飢餓感的煩惱，精神上也非常痛苦。

結果稍微瘦下來就產生一種反彈的心理，認爲「已經忍耐到這地步了，稍微吃一點也沒關係吧！」最後就會忍不住伸手拿蛋糕或美食來吃了。後來就恢復原狀，或即食瘦了五公斤，很快又增加爲七公斤，反而變得更胖的例子並不少。

這就像是以往我曾經歷過的瘦了又胖，胖了又瘦，反覆出現這現象，就會陷入放棄的心態，這也是無可厚非的事。相信各位讀者或多或少都有這樣的經驗吧！

想靠節食來減肥，通常都會造成反效果。而且更重要的是極端減肥，甚至會製造出無法瘦下來的身體。

舉例說明，相信各位就能夠了解了。

到目前爲止，月薪十萬的人在調職以後，月薪減少爲五萬。但是房租等必須開銷仍要支付，所以剛開始時要動用儲蓄，可是這種生活無法長久持續下去，漸漸地就會過著配合收入的生活了。如果收入是五萬元，就會過著五萬元的生活。

以身體和食物而言，必須動用儲蓄的階段即「減肥狀態」。漸漸地習慣以後，不再動用到儲蓄，就會形成一種「瘦不下來的狀態」。

如果是健康體，一八〇〇大卡的燃燒量在體內會全部使用掉。如果只進入一〇

○○大卡，爲了維持自己的體溫，身體自然會利用少量的燃燒而達到一種節省的狀態，因此就會出現「生理停止」、「貧血」、「指甲破裂」等等的症狀。當身體逐漸能適應一○○○大卡的熱量以後，體重就不會再減輕了。早上喝一杯咖啡，吃一片麵包，不吃午餐，晚上吃生菜沙拉等的飲食，就會造成這種現象。

一旦身體達到穩定狀態以後，只能吃一些東西，無法瘦下來。如果多吃一些，體重反而會增加，一下就上升二～三公斤，反而會成爲容易發胖的身體。

我就是這種情形。胖的時候想要瘦下來，早上喝杯咖啡，午餐時吃二、三片萵苣，晚上也只喝杯咖啡，採用極端減肥法。無法瘦下來，可是稍微多吃一點，就會胖二、三公斤。反覆出現這種現象，終於到達八十公斤的體重。幾乎沒吃甚麼卻會發胖，因此我產生了一種「我即使吃空氣也會發胖」的心境。

「即使節食也無法減肥。」

這是我根據本身的經驗而得知的事實，而且在前章也爲各位敘述過了。我接到空服員條件錄用通知後，減肥成功。但是後來一直擔心自己會不會再發胖，擁有一種精神的不安感。我不想再嚐到這種不安與減肥的痛苦，因此後來學習不是採用節食，而是能夠使身體根本消瘦下來的方法。

結論是「提及身體的代謝機能，充分使用掉進入體內的熱量，就不會造成多餘脂肪的積存了。」接著，爲各位探討要怎麼做，才能創造這樣的身體。

❀利用「吃」、減肥來創造「浪費型」的身體

爲了減肥就要使身體的基礎代謝旺盛，因此要創造一個能夠完全使用掉熱量的「浪費型」身體。那麼，要怎麼做才能使基礎代謝旺盛呢？

結論就是「吃」。

這麼說也許妳會認爲「吃太多會發胖耶！還叫我吃不是太奇怪了嗎？」但是爲了使代謝機能正常發揮作用，要滿足這項條件才行。代謝機能降低，皮下脂肪積存，會阻礙代謝，造成惡性循環。要杜絕惡性循環，要先使代謝機能旺盛化，所以要

「吃」。

我們的身體在正常狀態下活動，即使沒有專門知識，也能夠自動調節，避免吃得太多或太胖。營養素能夠送達身體的各個角落，則荷爾蒙和酵素也會發揮理想的作用。

如此一來，代謝旺盛，即使不必進行食量減少一半的有勇無謀的努力，也不會在不需要的部分堆積不需要的脂肪。

並不是說甚麼都可以吃，吃甚麼，吃多少是非常重要的問題。在此會一一說明。

❀飯能使腳變細

要使下半身消瘦，要先注意到的是碳水化合物。

長期以來，大家都相信「碳水化合物」是「發胖」的原因，相信現在還有很多人這麼想，所以想要減肥，先考慮到的是「不吃飯」，只吃菜。

但是這是錯誤的想法，如果不好好攝取主食碳水化合物，腳無法變細。能夠均衡地攝取到身體所需要的營養素，才是一切的基本。

因此「吃飯能夠使腳變細」，並不是說只要吃飯就能夠使腳變細，而是飯要與其他的營養素一併攝取。大家一定要了解，大家所畏懼的碳水化合物，掌握著其他營養素是否能夠有效發揮作用的重要關鍵。

對我們的身體而言，能夠產生生存活力的燃料，就是「三大營養素」，即碳水化合物、蛋白質、脂肪。但是在體內會迅速被消化、吸收掉，變成葡萄糖。直接當成燃料使用的是碳水化合物。蛋白質和脂肪必須藉著與其他的器官的相互作用，才能夠成爲燃料，因此，會對身體造成多餘的負擔。

常有女性說，「蛋白質會製造血和肉，還有皮膚與毛髮」，因此不攝取碳水化合物而只攝取蛋白質，這是錯誤的想法。對頭髮和肌膚而言，蛋白質的確是重要的營養素，不過蛋白質要發揮作用，先決條件爲不可缺少碳水化合物。不吃飯，碳水化合物缺乏，蛋白質在製造皮膚以前，就已經代替碳水化合物，當成單純的熱量使用掉了。

肝臟必須充分運轉，才能把蛋白質化爲燃料來使用，藉此產生了不需要物質，要排泄到體外，則必須由腎臟來發揮作用。

如果這些機能不順暢，漸漸地會形成不健康狀態。對人體而言，「肝腎」的部分會變得孱弱，也會造成腳的浮腫。

腳要變細，需要礦物質、蛋白質及其他各種營養素。如果不把碳水化合物當成主食好好攝取，就無法有效應用這些營養，發揮使腳變細的作用。

到底要從何處攝取碳水化合物呢？就是米。也許有很多人會認爲，「吃飯會使肚子很重，好像很胖似地。麵包比較輕，應該不會發胖吧！」但是這是錯誤的想法，其實飯的熱量比較低。

吃麵包時，總是會想要抹上奶油或乳瑪琳。只吃麵包還不夠，又會想要添上生菜沙拉。沙拉要撒上鹽或調味料來吃，因此會形成高熱量、高鹽分的攝取。

此外，麵包食的配菜如火腿、乳酪、培根、牛乳等，都是高脂肪、高熱量、高鹽分的食品；而麵包本身在烤好以前就加入很多的鹽分。麵類也是相同的情形。稍後再爲各位詳細探討，總之對於下半身肥胖的人而言，這是大敵中的大敵。麵包或麵類並不適合想要減肥的人。

飯只用水煮好，並沒有加入很多的鹽分。配菜如蛋、納豆、烤魚、煮物等，雖然要用鹽調味，然而有別於火腿、乳酪等的是，「素材本身不含有鹽分」。因此在烹調這些食品時，可以自行斟酌，減少鹽分的攝取量，使口味淡一些。而且等量攝取，飯較容易得到滿足感，亦爲其魅力之一。

請放棄「飯會導致發胖」的單純想法吧！問題在於身體要一邊攝取所需要的碳水化合物，還要一邊攝取其他的東西，這一點一定要牢記在心。

❀只靠「鹽」和「水」是絕對不行的！

對人體而言，水分是不可或缺的物質，沒有水我們可能無法活一週。反之，即使沒有食物，如果有水還可以活四十天，曾有這樣的紀錄。

雖然人體需要水，卻不見得隨便喝水即可。

一般而言，下半身肥胖的人會伴隨出現浮腫的現象。浮腫是因爲水分異常積存在腳而產生的狀態，所以必須要注意攝取水分的方法。

浮腫不只是因爲水分攝取過多，而且體內鹽分增加，而使水分排泄不順暢也會引起浮腫。換言之，鹽水拉住了水分，使其積存在體內，因此要限制水還必須要限制鹽。

如果妳只吃速食麵等加工品，或經常淋醬油或調味醬來吃，或是會吃幾碗味噌湯。這種飲食與外國人相比，會攝取過多鹽分，結果「下半身肥胖」的人當然也比外國人多了。

鹽分攝取過量當然會口渴。在飲食中不斷地大口喝水或茶、可樂或果汁，如果能成爲尿或汗排泄出來就沒有關係了。爲了稀釋體內的鹽分，必須隨時確保水分，所以這些水分會聚集在下半身。

控制鹽分的攝取量，趕走鹽分，減少水分的攝取量反而能夠提高排泄作用，因此要先把鹽分攝取量限制在一天六公克以內。主食是飯，而味噌湯鹽分較多，一天只能夠吃一碗。盡量多放一些菜碼，湯只能喝一半。

吃烏龍麵或蕎麥麵的時候，絕對不要喝湯，這一點切切要記得。外食時，吃牛肉湯等，湯不要全部喝完，只吃湯中的肉和胡蘿蔔較好。

採用這種方式，口味吃得淡一些，舌頭也能夠習慣，不只是爲了減肥。鹽分攝取過量，對身體眞的很不好，所以一定要養成口味吃得較淡的飲食生活習慣。

再加上控制水分的攝取量，一天的攝取量爲五〇〇～八〇〇cc。一天不能喝二杯以上的咖啡和紅茶，不可以一次喝好幾杯的水。對妳的身體而言，「強敵」就是「鹽」和「水」。一定要趕走「鹽」和「水」，否則腳絕對不會變細。

❀創造富有魅力的腳需要維他命

以汽車來比喻人體，首先需要的是能讓汽車開動的汽油這種能量。以人類而言，就是當成熱量源的碳水化合物、脂肪、蛋白質等營養素。

但是只靠汽油，車子跑不久。如果沒有潤滑油，則引擎和車軸等旋轉的部分會被燒掉。同理，要維持人類生存的不只是需要成為熱量的營養素，還需要潤滑油。

潤滑油就是維他命和荷爾蒙，這些物質能使人體順暢進行代謝，具有調節細胞活性化的作用。荷爾蒙可以在身體的組織中合成，維他命類則無法合成。

維他命B_2、B_6利用以植物纖維為溫床的腸內細菌的作用，在腸內合成。除此以外，大約二十種的維他命在體內無法合成。維他命的一日必要量非常少，但是一旦缺乏，代謝會不順暢，對身體會造成不良影響。所以一定要靠每天的飲食來補給。

要使腳變細且富於魅力，到底需要哪些維他命呢？在此試探討一下。

〈維他命A〉

一旦缺乏時，皮膚乾燥，皮膚抵抗力減弱，很容易受到細菌的感染，也會引起面皰、腫疱等。維他命A在牛乳、蛋黃、鰻魚、鱈魚、鯡魚、虱目魚、鰺魚等魚類，以及貝類中含量較多。肉類方面只有肝臟中才有。此外，蔬菜方面，胡蘿蔔、南瓜、菠菜中都含有黃色色素胡蘿蔔素，在體內會變化爲維他命A。紫菜也是維他命A源。

〈維他命B群〉

下半身肥胖的人與一般的肥胖和維他B有密切的關係。一旦缺乏時，皮膚粘膜、腸、胃、血管會發生異常，引起神經障礙。年輕女性喜吃甜食。此外，現在既溶食品和速食品非常多樣化，以合理的價格就可以買到，非常方便，易於使用。但是這一類碳水化合物在體內分解時，會消耗掉大量的維他命B群。尤其B_1缺乏時，容易形成腳氣，容易感到疲倦，手腳有發麻和浮腫的現象，也會焦躁，陷入精神不穩定的狀態中。一旦維他命B_2缺乏時，脂肪代謝不良，容易胖，不容易瘦。脂肪附著，代謝停滯的「下半身肥胖」，特別需要維他命B_1、B_2、B_3。

・B_1　啤酒酵母、小麥胚芽、豬肉、花生、胚芽米、大豆。
・B_2　啤酒酵母、海藻類、菠菜、酸乳酪、乳酪、肝臟、八目鰻。
・B_3　醃酸、無花果、肝臟、蛋、啤酒酵母。
・B_5　煙酸、蜂王乳、肝臟、花生、啤酒酵母。

・B_6　啤酒酵母、小麥胚芽、糙米、大豆、魟目魚、鮪魚。

・B_{12}　肝臟、文蛤、牡蠣、蛤仔、牛肉、豬肉、蛋、乳酪。

〈維他命C〉

有美容維命他之稱，是女性所喜愛的維他命。維他命C能夠治療斑點，使皮膚白晰，也有助於使腳變細。維他命C缺乏時，無法形成膠原蛋白，血管脆弱容易引起皮下出血。無法形成膠原蛋白，會出現浮腫的症狀。無法順暢地把酵素和營養供給到細胞，也無法順利處理老廢物。對於因下半身肥胖而感到煩惱的人而言，是最惡劣的狀態。維他命C不耐熱，而且容易氧化。長時間暴露於空氣中，容易損壞，所以像蘿蔔泥等擦碎以後，擱置一會兒，維他命C的殘存率等於零。此外，維他命C是水溶性的，如果新鮮蔬果浸泡在水中，就會溶出至水中；或是煮過以後，會流出至煮汁中。

〈維他命E〉

這是能防止膽固醇和脂肪積存的維他命。維他命E的抗氧化作用、血液改善作用、荷爾蒙分泌改善作用，對於人類維持健康的身體所有部分，具有非常重要的影響力。當然，也能夠有效地消除只有下半身肥胖的不平衡現象。在芝麻、胚芽米、肝臟、豬肉、蛋黃、豆類、蒿苣、綠色蔬菜、綠茶中含量較多。

❀要減肥一定要捨棄「新鮮蔬菜信仰」

維他命對於減肥而言非常重要。因此有的人吃生菜沙拉就覺得滿足了，然而這是錯誤的想法。新鮮蔬菜九〇～九五％是水分。吃沙拉的時候，會加上鹽或調味醬來吃。鹽會成爲水胖的原因，而調味醬含有很多的油，是高熱量食品。如此一來，無法得到苗條的下半身。

生菜沙拉所使用的蒿苣、小黃瓜、西洋芹等淡色蔬菜的維他命幾乎都是水溶性的。用水沖洗時，會大量流失，所以實際上無法攝取到維他命，像菠菜等深綠色的蔬菜用沸水燙過，去除多餘的水分，就不會造成水分攝取過量了。

一把菠菜生吃時，量非常大，一個人無法吃完。但是燙過以後，體積就會縮小了。

炒、煮的蔬菜與生吃的萵苣、小黃瓜等相比，維他命和礦物質的絕對量比較多。即使把因加熱而流失掉的維他命類一併列入考慮中，也能夠攝取到新鮮蔬菜三倍以上的維他命。

請捨棄新鮮蔬菜等於維他命的想法，必須要注意「媽媽的味道」的煮物，看起來好像很難做，但是不要放棄，一定要挑戰看看。這時妳會發現這是不費事的料理，習慣以後就會覺得很簡單了，但是要注意口味要淡一些。

❀水果是美容的大敵！

水果予人「健康」感。有很多人以爲多吃水果就會擁有健康光滑的肌膚，而把水果當成甜點或點心來吃。

但是水果中含有大量的果糖，超過想像中以上，非常地高，果糖會消耗掉維他命類。果糖與葡萄糖相比，變成中性脂肪的機率多達二倍，因此是發胖的人不能夠吃的東西，一定要注意。

但是如果不是上半身很胖的人，這狀況就改變了。因爲攝取含鉀較多的水果，就能夠消除浮腫和下半身的肥胖。有助於腳變細的水果如下：

・香蕉

一般認爲是高熱量水果，會導致發胖。但是容易消化，鉀含量非常多，脂肪和鈉很少，最適合想要使腳變細的人。

・蘋果

也是鉀含量較多的水果，對於下痢和便秘都有效。同時含有能夠使熱量代謝順暢的蘋果酸。

・木瓜

含有豐富維他命C、蛋白分解酵素、木瓜酶。如果攝取只有肉的飲食時吃木瓜，具有減少腸胃負擔的作用。同時含有很多具有整腸作用的果膠。

・草莓

維他命C非常多，吃五顆就能夠攝取到一天的必要量。

・西瓜

含有很多鉀，同時含有促進利尿作用的特殊氨基酸瓜氨酸。

・柿

是鉀、維他命C、維他命A含量較多的水果。

・葡萄柚

低熱量，含有很多的維他命。鉀含量比蘋果、西瓜、柿子多。雖是具有使腳變細效果的水果，可是一次不能吃很多。

❀魚貝類是減肥的重要食物

與肉相比，脂肪比較少，是屬於含有豐富礦物質、蛋白質的魚貝類，是有效的減肥食物。魚的脂肪與不飽和脂肪酸不同，不會積存在體內，不能夠使用油烹調。

要避免油炸，盡量採用蒸、煮、鹽燒（要控制鹽分）的方式，或是沾檸檬汁來吃較好。

貝類如蜆可以置於味噌湯中；蛤仔也可以用來煮味噌湯，用葡萄酒或酒來蒸；其他的貝類可以做成生食貝類，沾檸檬汁來吃。

油膩的肥肉部分、鹽漬的魚乾，以及鹹沙丁魚乾、柳葉魚等，盡可能不要吃。最好吃沙丁魚、秋刀魚等光亮的魚。

這些含有軟骨素血酸，能夠增加皮膚的彈力，預防皺紋，預防肩膀痠痛、腰痛，對於肝臟的毛病，以及高血壓等都有效。

❀一天一個蛋，創造苗條的身材

一般人都會認爲蛋的膽固醇很高，是會導致發胖的食品。也許各位會感到很意外，蛋卻是具有減肥效果的「好東西」。

的確，蛋中含有很多的膽固醇，但是與其說它是發胖的原因，還不如說它含有很多人體所需要的營養素。性荷爾蒙的原料、細胞膜的成分、腦神經的營養等，這些由蛋能夠攝取到的營養，對我們的身體具有重要的作用。

蛋中的蛋黃除了蛋白質和脂肪以外，還含有維他命A、D、E、B_1、B_2、磷、鐵、卵磷脂，尤其卵磷脂進入體內以後，會成爲膽鹼物質，膽鹼具有使脂肪排泄的作用。

吃得太多當然會導致熱量過多，並不好，但是一天一個蛋，對於下半身肥胖的人而言，是有效的食物。調理法方面，如果是特氟綸加工的煎鍋，不要使用油，做成水煮蛋也不錯。在烹調上多下點工作，不要使用油。

「菜園之肉」大豆能夠使肌膚光滑

提起大豆，一般人稱其爲「菜園之肉」，含有許多營養價極高的動物性蛋白質，與動物性蛋白質並駕齊驅。而且熱量低，淡而無味，可以搭配任何的調味料來食用，爲鹼性食品，因此，可以淨化因爲只吃肉而呈現酸性的血液，具有美肌效果。

以納豆爲例。納豆的脂肪分解酵素的脂肪酶作用極強，維他命B群的含量爲一般大豆的五倍，肝臟解毒作用良好，是減肥的珍貴食品。

當然，豆腐也是很好的大豆食品，不過，與納豆相比，酵素的功能較差。此外，最近的豆腐含有大量的保存料等，令人擔心。購買之際，一定要仔細確認。

小紅豆富含纖維，對便秘有效。總之，要積極地攝取這些豆類。

必須要注意當成健康食品的乳製品嗎？

一般人認爲牛奶與酸乳酪是健康食品的代表，但這是事實嗎？

牛奶含有豐富的維他命A及B_2，還有鈣質，而且容易消化。酸乳酪是牛奶進行乳酸發酵而成的製品，容易消化，含有良質蛋白質，具有與食物纖維相同的作用，能夠改善便秘。

不過，乳脂肪是一大問題，每次的飲食攝取必要的熱量，在吃點心時，又喝了高熱量的牛奶等，會造成熱量過剩，口渴時，往往會因爲口感良好而飲用過量。如果只喝半杯，還不會造成大礙，但是有的人甚至會喝一盒、兩盒，結果造成熱量與水分攝取過多。

酸乳酪予人健康食品的印象，很多人將其當點心或甜點來吃，但是，如果想要減肥的話，最好不要吃。必須要注意乳脂肪的問題。

超市所販賣的酸乳酪之中，不少是水果口味的甜酸乳酪。雖然對身體很好，但是如果大量攝取，就無法減肥了。

肥胖者想要減肥的話，就要避免食用牛乳或酸乳酪。如果眞的很想使用，那麼最好使用脫脂奶或原味酸乳酪。當然，也要控制攝取量。

乳酪也是同樣的情形。加工乾酪含有很多鹽分，是高熱量食品。但如果是天然乳酪，那又另當別論了。

例如鬆軟白乾酪等，能夠產生具有整腸作用的酵素及乳酸菌，維他命A、鈣質、維他命B_2等，含量為牛奶的五倍以上，只要適量攝取，也有助於身體健康。

❀肉是重要的蛋白質源

肉的油進入體內，立刻變成脂肪，因此，持續肉食，體液會呈現酸性，促進老化。大量吃肉的歐美人的肌膚與國人相比，較為老態，理由就在於此。

但是，完全不吃肉，會造成體力不足，同時也是腳浮腫的原因。

可以購買脂肪較少的瘦肉，烹調時先去除油脂，或利用涮涮鍋的方式來吃，花點工夫，還是可以享用肉食。

當然，不論是採用何種調理法，都宜加以節制。

人體所需要的蛋白質食品，普通成人女性一日七十公克。加上植物性蛋白質，一日攝取七十公克，只要注意到這個問題，也可以攝取少量的肉類。如果完全拒絕肉類，就無法創造充滿活力的身體。

❀礦物質海藻是最強力的同志

最近，大家開始重視維他命，尤其是能夠防止膽固醇或脂肪附著的維他命E，以及使皮膚白皙的維他命C等，亦即與美容有關的維他命，都深受女性們的喜愛。百貨公司也有展示各種維他命劑的專櫃，掀起了旋風。

當然，維他命是身體代謝順暢不可或缺的營養素。但是，如果沒有礦物質的存在，維他命也無法有效地發揮作用。有礦物質，才能夠共同製造酵素，促進所有的代謝順利地運作。

以往，大家只強調維他命，對於礦物質卻不表關心。不過，這在以前也並不算是什麼大問題。

因爲以前國人是過著以海產物爲主的飲食生活，能夠攝取到礦物質……。從十多年前開始，全國的飲食生活歐美化，礦物質的攝取量明顯地減少。歐美人較多的成人病也在國內增加，這與飲食的歐美化當然有關。

諷刺的是，在歐美先進國家正流行本國傳統的自然食，亦即大家已經開始察覺到礦物質的重要性了，而國人卻忽略了這一點。

重要的礦物質，就是海藻。與其他的食品相比，海藻含有豐富的維他命，例如維他命A、B_1、B_2、煙酸等，含量爲蔬菜的數十倍。而且，含有豐富的礦物質。

礦物質與身體所有的作用都有關，尤其對於體內的水分，亦即體液的調整，具有重大的作用。希望腳變細的女性，應該要更關心這種礦物質。

碘、鈣、鎂、鐵以及鈉、鉀等礦物質含量均衡，能夠改善下半身的肥胖，對於美容及維持女性的健康而言，具有重要的作用。這一點稍後會詳述。總之，平日就要積極地攝取礦物質食品。

❀利用海藻鉀就能夠「告別水胖」

前面曾經提及「鹽」與「水」是造成下半身肥胖的元兇。攝取過多的鹽分，會造成水胖，而海藻能夠去除水胖。海藻含有豐富的維他命與礦物質，其中值得注意的，就是鉀。事實上，鉀能夠吸收體內多餘的鹽分鈉，並加以排泄。

人體內的水分保存量經常維持在七十％左右，就是鈉鉀平衡所致。當這個平衡瓦解，鉀不足時，多餘的鈉會使水分聚集，造成細胞水脹。相反的，如果充分攝取鉀，則不需要多餘的水分，就能夠自然地消除水胖的煩惱。

有的人認爲如果體內水分的排泄不暢，只要利用利尿劑就好了。的確，利用這個方法，能夠減少體內的水分。

但是，這是忽略體內的礦物質平衡，只注重促進利尿作用的作法。如果停止藥物的使用，就會變成原先水分無法排出的狀態。不僅如此，一旦使用藥物之後，就會停止靠自己的力量發揮作用。不但無法提升機能，反而會變得衰弱。如此一來，如果沒有用藥，就會持續無法順暢排泄水分的狀態，造成各種不良的結果。

在這一點上，海藻具有調整全身平衡的作用。亦即能夠調節營養水分代謝的鈉、鉀的平衡，使得體內多餘的水分排出，不必擔心副作用的問題。而且，不只能夠自然地使鹽分的收支平衡，同時能夠不需要的物質排出體外，短時間內就能夠自然地減肥。

含鉀較多的食品，除了海藻以外，還有小麥胚芽、大豆、大蒜、菠菜、馬鈴薯、花椰菜、香蕉、肉類、南瓜、胡蘿蔔、花菜、蘆筍、萵苣等。

調理方便的海藻食

何種海藻如何調理，應該吃多少比較好呢？

雖說「應該大量攝取海藻食」，但是很少年輕女性會利用海藻來做菜。可以一天吃一次海帶芽味噌湯，或作成醇漬菜來吃。如果想要達成減肥的願望，則最好一日攝取三十～四十公克。若當成味噌湯的菜碼，需要六～八倍的量。乾燥昆布需要二～五公克（想要立刻得到減肥效果的人，一日三次，一次攝取三十～四十公克，混合各種不同的海藻類來攝取更爲有效）。

這些不是一件容易做到的事情，但是像買生魚片附帶的配菜、紫菜、用滾水燙過即可食用的海藻絲等，在餐桌桌邊存在著很多可以吃的海藻食品。總量一日攝取三十～四十公克即可。這個量，光是二天吃一次或三天吃一次還不夠。最好一天二次，在每餐的菜單中加入海藻料理，這是較爲理想的作法。因此，種類要富於變化，調理也要有所變化。

不懂得做菜或是因爲忙碌而無暇慢慢的做菜的人，可以使用一些簡單的海藻菜單，一定要下點工夫做一些變化。

能夠簡單攝取的就是紫菜，早餐配紫菜，午餐配海帶芽或煮羊栖菜，你意下如何呢？紫菜配飯，再加上納豆生魚片，切絲的野山藥等作成紫菜捲來吃，是能夠攝取到完善營養的吃法，相信藉此更能夠增添餐桌上的快樂氣氛。

但是，要避免沾大量醬油來吃，否則會造成鹽分攝取過量。用火略烤的紫菜，可以當成減肥中的點心來吃。

使用海帶芽的海藻沙拉，作法簡單。薄片昆布等，花五～十分鐘浸泡還原以後，也可以利用。也可以利用鮭魚罐頭等，加入白蘿蔔、胡蘿蔔作成三杯醋或二杯醋。撒上一些炒過的芝麻，增添香氣。但是要避免使用蛋黃醬或有很多油的調味醬。

海帶絲加上少許的柴魚片、梅乾，淋上些許的醬油，倒入滾水，就能夠成為很好的湯了。不過，即使海藻很好，像市售的佃煮、配煮等使用許多調味料，口味較重的加工品，則不要直接使用。海藻食一定要調理成口味較淡的食物，大量地攝取，這是一大原則。

即使如此，有的人還是會覺得「每天吃這麼多的海藻，眞是麻煩」。對於這些人，我建議你們用「海藻濃縮丸」。

這是從分布於北歐海域的海藻中抽出的「海藻萃取劑」，利用特殊的抽出技術，將天然均衡的有效成分加以濃縮製成的錠劑。總之，可以利用各種方法攝取海藻，有機會的話，一定要注意海藻，相信對各位一定有所幫助。你一定能夠瘦下來。而且，不會破壞均衡的營養，同時也能夠減肥，眞是一舉兩得。

❀使你的飲食生活更完善！

最後爲各位整理敘述重要的飲食生活的要素。

1. 爲了使基礎代謝順利地進行所需的碳水化合物（飯等），必須三餐認眞地攝取。

2. 避免過剩攝取高蛋白質、高脂肪的食品。

・魚、肉、蛋、大豆等蛋白質食品一日只能攝取七十公克。

・主要的蛋白質，必須花點工夫，不要兩天持續攝取相同的食品。

3. 鹽分不要攝取太多。

・口味求清淡。

・加工品含大量的鹽，要加以控制攝取。

4. 不要攝取太多的水分。

・水一天只能喝五、六杯。

・避免喝含碳酸的飲料或果汁等，最好是喝普通的飲水或礦泉水。

・咖啡、紅茶要稀釋，一天只能喝二杯。

5.補給維他命、礦物質，必須搭配各種的海藻類，一天至少會攝取三〇～四〇公克（理想的方法是一天攝取三次）。

6.避免吃水果。

7.開始減肥的一個月內，不要吃如下的東西。

・乳製品、餅乾、蛋糕等的西式點心類。

・果汁、可樂等冷飲。

・奶油、乳瑪琳、沙拉油等油類。

・中國菜、炸排骨、油炸食品等使用很油的料理。

・麵包類

8.酒類的攝取量要控制成最低限度，喝酒時要減少醣類的攝取。

在下半身消瘦之前，需要全身消瘦的人，還必須要完全拒絕油的攝取。水分一天攝取三～五杯。減肥內容要稍微嚴格一些。

回顧一下自己以往的飲食生活，外食機會較多，而且喜歡吃義大利麵、披薩、咖哩飯等，是否反覆過這種生活呢？或者是午餐在速食店吃漢堡、喝咖啡，抑或是早餐一定攝取均衡的營養呢？

要創造基礎代謝能力較高的「消瘦體」，需要依賴每天的飲食。在實行減肥的「十天菜單」之前，請再一次牢記在此所列舉的飲食生活的八項重點。

的確，前面所列舉的不使用油的煮物，以海藻類爲主的飲食生活，也許不太受年輕讀者們的歡迎。不過，如果不根本改善以往的飲食生活，就無法達到你理想中的體型了。趁此機會，持續過著營養均衡的飲食生活，就能夠按照接下來要爲各位介紹的日本式的飲食生活創造苗條的體型，從此以後，就不容易再變胖了……。

第三章——確實減輕3公斤從下半身開始消瘦的十天菜單

♣減肥技巧──「秘」減肥是失敗的根源

在實行「十天菜單」之前，稍微探討一下減肥所需要的心態。

首先，爲了貫徹自己想要減肥的意志，可以公開地對周邊人說：「我要減肥了，而且我一定要在十天之內瘦三公斤。」這是掌握成敗與否的重要關鍵。

大部分的人會對自己的親朋好友隱瞞減肥的事實。不過，試著想一想，本人的強烈精神力也很重要，是否能夠得到周圍衆人的協助，將會大大地影響這十天的結果。

例如想要減肥，但是和大家共同聚餐時卻不能夠吃相同的料理，或每次都拒絕飯局，而讓人覺得「妳好難相處哦」，漸漸的，就不想再邀約你了。爲了避免破壞和樂的氣氛，於是你勉爲其難和大家大吃大喝，結果卻又破壞了你的減肥計畫。

因此，不妨對周圍的人表示：「我要減肥了，請你們幫助我。」得到大家的了解，周圍的人就不會勉強邀約你，反而會適時地提醒你：「你在減肥哦，不能吃太多的甜食，也不可以吃過量哦！」

♣外食也不會發胖的秘訣

雖然想要實行十天菜單的減肥，但是有些職業婦女因爲應酬而必須在外用餐。這些人不要認爲「我無法減肥」而輕易放棄了，還是要認眞考慮以「十天菜單」爲準的飲食。

當然，不可能任何人都照單全收地依照菜單的形態去實行，只要能夠接近菜單的理想，而花二十天來嘗試，那麼也一樣有效。可以隨機應變，不要過於死板。

必須外食時，請注意一些事項。

外食的菜單中，日本菜的油膩食品較少。雖然也是以碳水化合物爲主，但是適合減肥，因此最好吃日式料理。如果是在百貨公司的餐廳，則可以選擇幕內便當等。絕對要避免使用大量油的中國菜、法國料理以及炸排骨等。

不過，吃日式料理時，如果點套餐的話，會導致蛋白質過剩，因此可以單點飯、小魚乾、菠菜拌芝麻等。

吃麵時，就不要再加上一些油炸食品或炸肉。

吃壽司時，也要避免攝取太多的蛋白質。在吃握壽司之前，可以先吃一些卷物，讓肚子發脹，然後再吃握壽司，藉此就能夠控制蛋白質的攝取量。握壽司的內容，要避免脂肪較多的肥肉，而以瘦肉較多的鮪魚、貝類來取代。

如果是肉類料理，可以吃涮涮鍋或烤肉、生肉等。

喝酒交際應酬時，不要吃用油調理的食物，改吃一些醋漬菜。一邊吃這些下酒菜，一邊喝酒，就不必太過於擔心酒精的問題了。

如果是烤肉的話，則除了烤肉以外，還可以點香菇、青椒、白果等。避免鹽分的攝取量，不要使用太多的蘸汁。

♣首先要克服嘴巴想要吃東西的感覺

請看一下即將開始實施的「十天菜單」的食品欄。也許有的人會認為「這些東西可以吃嗎」，和以往的減肥法相比，的確可以吃飯，而且可以吃很多的菜。

不過，以往喜歡吃中國菜或法國料理等油膩食品的人，或經常和朋友在外面吃義大利麵、烤菜、漢堡的年輕人，還有對女性而言，這或許是很痛苦的減肥，但是，在你尚未習慣這些清爽的菜單之前，還是要多限制一下油膩食品的攝取。

最近，戒煙人口增加了，但是就好像減肥一樣，要戒除長年來抽煙的習慣，的確是很痛苦的事情。

經常聽人說，喜歡香煙的人突然戒煙，嘴巴會有一種寂寞的感覺。多年來，在飯後、工作後總是想要叨根煙，這種慾求強烈，大部分的人都是基於這個習慣而嘴巴產生寂寞的感覺。

爲了去除這種寂寞的感覺，會含一顆薄荷糖或吃點心。同樣的，對減肥而言，嘴巴也會有想要吃東西的感覺。但是，不能夠因此而不吃正餐，只吃點心。到此地步，一定要忍耐。可是，如果因此而導致精神壓力積存，那也是一個大問題。

如果實在無法壓抑想要吃東西的感覺，甚至因此而想要放棄減肥，那麼不妨採行如下的方法。

你可以含一顆糖，但是不是牛奶糖等熱量較高的糖，可以利用甘露糖。如果擔心吃糖而使熱量提升，那麼也可以嚼口香糖。當然，口香糖的糖份也會成爲熱量，但是熱量不算高。比起大口地食用蛋糕等，總是比較好的方法。不過，仍有其限度，不要一直嚼，只要嘴巴想吃東西的感覺消失即可。

當然，如果經常出現這種情況，也無法達成理想的減肥。克服嘴巴想吃東西的感覺，不僅要考慮食物的問題，同時也要重新評估自己的生活態度。

例如家庭主婦的生活多半缺乏緊張性，在無聊之際，就會忍不住想要吃點什麼。

另外，女性總是喜歡在看電視、聽音樂或閱讀雜誌時吃一點糕餅。即使不吃東西，一直坐在那兒，則從背部到臀部及腹部，在不知不覺也會附著贅肉。

雖然下定決心，一週一次或兩次想要藉著打網球或高爾夫球來消除贅肉，但是卻很難達成目的。與其如此，還不如在每天的生活中經常活動身體，專心於家事上，對你或對家人而言，都是更有效的方式。白天待在家中的主婦，會發現有很多做不完的家事，例如燙衣服、整理庭園花木、打掃，藉著做這些家事，也可以活動一下身體。

如果家中有小孩，可以帶他外出遊玩。或是走路到街上去購物，盡量多活動身體。

最重要的是，主婦們常常替孩子們收拾剩下的食物，幫他們吃完，這也是成爲發胖的原因。絕對不要吃殘羹剩飯。如果覺得倒掉可惜，則最好少做一些，不要剩下來。

有工作的人，要致力於工作，讓自己忙得無暇吃東西，只要忙個不停，相對的，也就能夠減少吃東西的機會了。

重新評估自己的生活態度，也是消除嘴饞的重點。

♣了解自己減肥的步驟

我的減肥法可以吃飯，也可以吃菜，到底是以何種步調來進行的呢？其效果又如何呢？

這是各位很關心的事情，但是很遺憾的，並沒有一個決定性的數字。依個人的健康狀態，以往的生活態度及飲食生活的不同，減肥的步調具有很大的個人差。荷爾蒙系的平衡瓦解，亦即病態性肥胖的人，一定要從根本治療身體，不可能只花一個月就輕易地瘦下來。極端減肥的人，要減輕體重，也需要花較長的時間。

相反的，以往吃太多油膩的中國菜或法國料理的人，一旦停止吃這些食物，也許就能夠輕鬆地瘦下來。

姑且不論這些個人差，以平均的觀點來看，通常一週內瘦一～一．五公斤比較理想。體重減輕的方式，通常是階段式的。亦即開始減肥，不會立刻減輕體重，不久之後，體重突然下降。

事實上，如果急速減肥，反而會消耗體力。人類身體具有保護作用，想要取回失去東西的作用非常強烈。因此，暫時的減肥效果，很容易造成「回」胖。不要焦急地想要一天瘦一公斤，一週瘦一～一．五公斤較好。

一般而言，減輕的方式有一定的階段，就算沒有每天減輕，也不要悲觀，只要每天努力，一定能夠瘦下來。

♣正確按摩的重點

按摩的歷史悠久，達數千年之久。在中國，於紀元前三千年就已經知道按摩效果。

按摩能夠消除瘀血狀態，能使淋巴液順利地流通。此外，也能夠急速分解過剩蓄積在皮下脂肪組織內的脂肪，促進脂肪代謝。分解出來的脂肪，不會停滯下來，能夠利用在體組織循環的淋巴液和血液而加以運出。但是，如果進行「揉出」的按摩，就能夠使效果迅速地出現。最初不要強力進行，加壓時也要慢慢地用力。

每個部位一天花十～二十分鐘來進行。

要期待出現最大的效果，則需要注意如下的事項。

每天要耐心地持續進行，才能夠奏效。這種「揉出」的按摩，要自然地納入日常生活中。例如沐浴時進行，也是一種方法。泡澡時，血液循環順暢，放鬆來按摩也很好。

泡完澡之後進行，也能夠奏效。尤其用沐浴刷（馬毛製）仔細地刷身體以後再進行按摩。爲了保護肌膚，同時使手的動作順暢地進行，可以使用按摩乳浴或按摩水等。其他的方法，則是一邊看電視，一邊找出適合的時間帶當成日課來實行。

接下來爲各位探討實踐時的基本技巧。

1.輕擦法

將手掌置於按摩的部分，加諸適度的壓力，輕輕撫摸、摩擦的方法。秘訣是手掌、拇指、四指的指腹要緊貼於皮膚，從開始撫摸到結束爲止，都不要改變壓力來進行。一定要從距離心臟最遠的部分開始向心臟輕擦。這就是一種暖身運動，不需要特別用力。

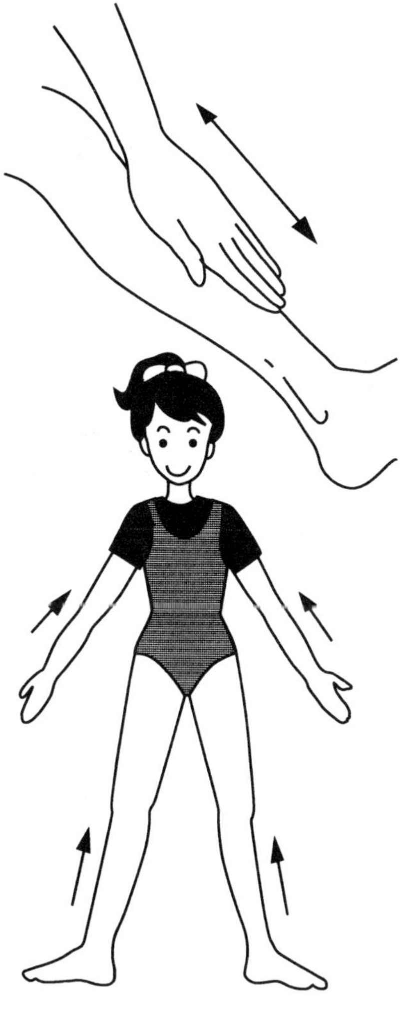

2. 抓

不只是表皮，連皮下脂肪層都要抓。不光是指尖用力，也要運用手肘、手腕，手掌或整個指腹輕輕地往上抓。

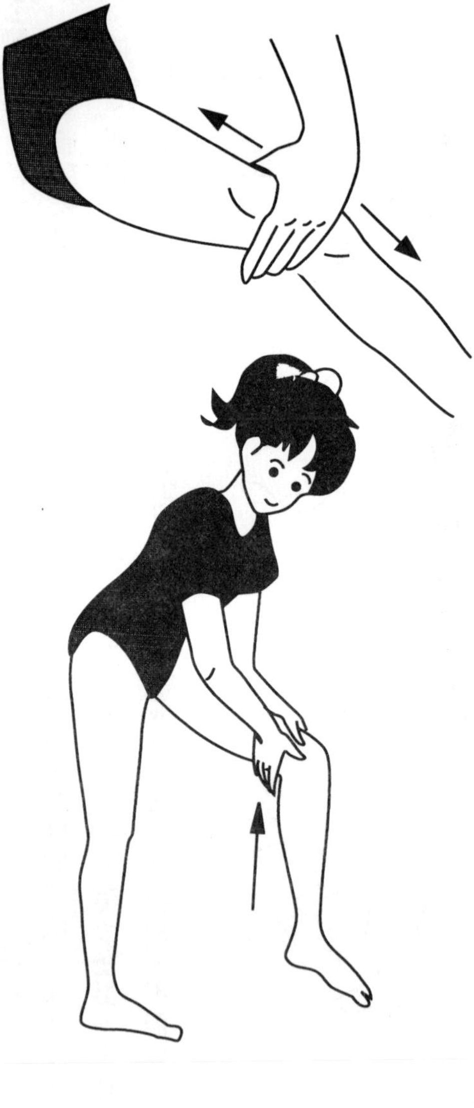

3.壓

握拳壓迫脂肪，起初輕壓，慢慢地用力壓迫，手不要動，以同樣的力量一直壓著，放開時，慢慢地放鬆力量。

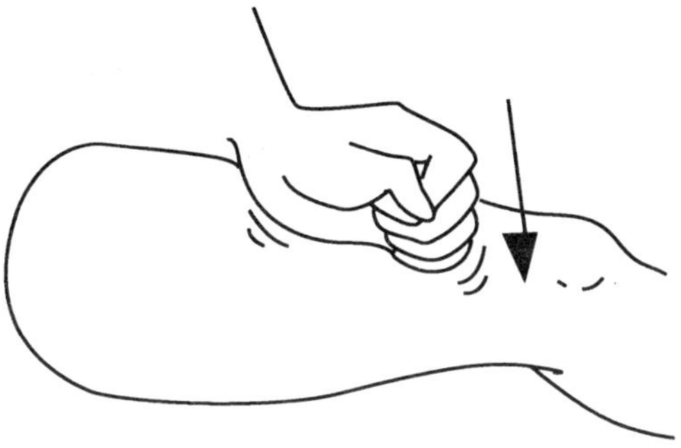

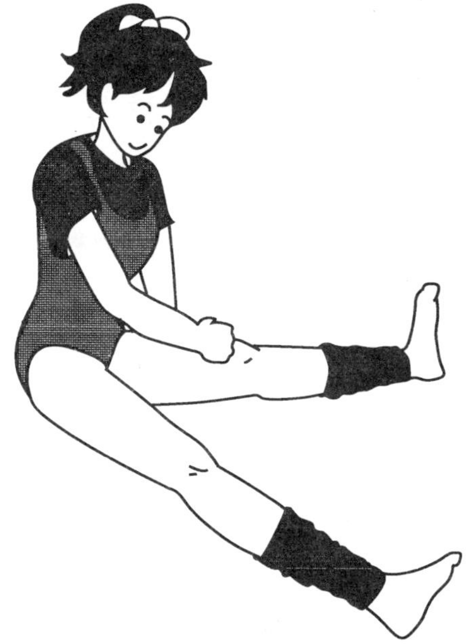

4.S型捏出

就是所謂「分解脂肪按摩」。首先，雙手拇指及其他各指將皮下脂肪往上捏。右手與左手互動，好像用捏起來的脂肪畫「S」一樣。光用手指捏的話，會造成瘀青，所以要指尖用力，同時整個手掌與皮膚緊密貼合，實施均衡的壓力。

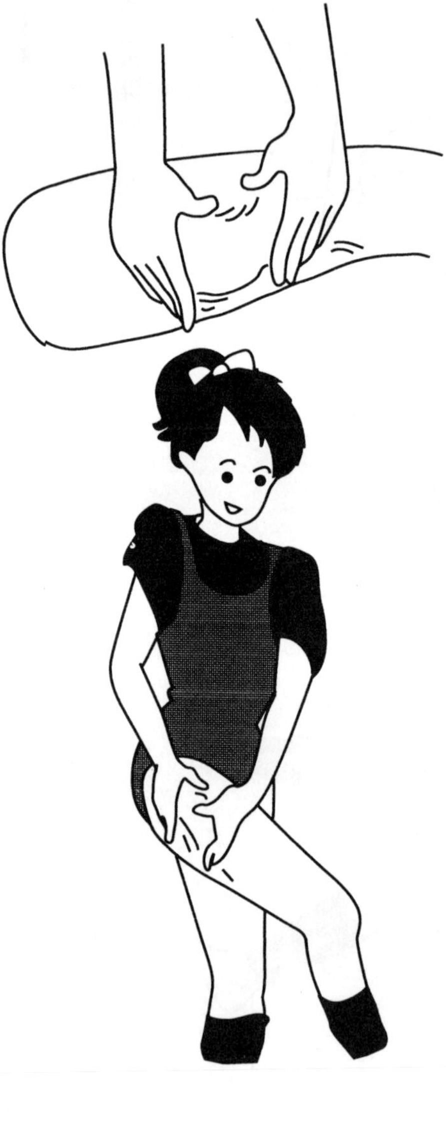

5.S型擠出

基本上與S型捏出相同，但是勿將肉往上捏。整個手掌與皮膚緊密貼合，指腹稍微用力，雙手捏的部分交互扭轉，就好像擰厚毛巾的要領一般。是很強烈的按摩，在肌肉緊繃時，要小心來進行。

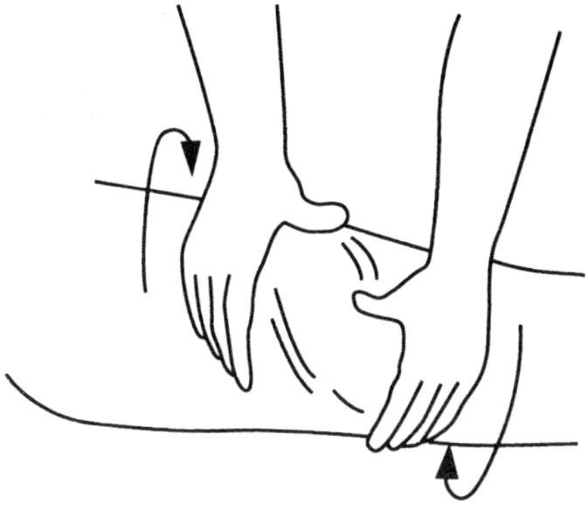

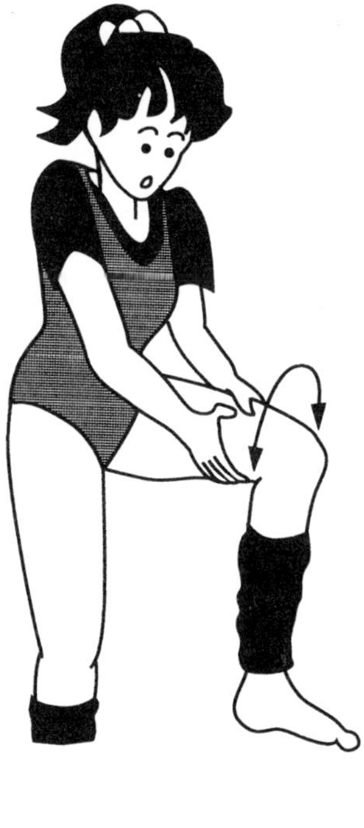

6. 強擦法

手緊密地貼合皮膚，藉著皮膚摩擦皮下脂肪層，促進血液循環，使淋巴順利地流通。

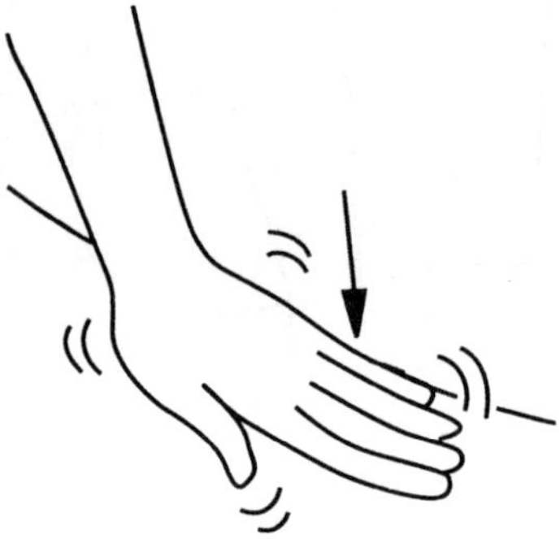

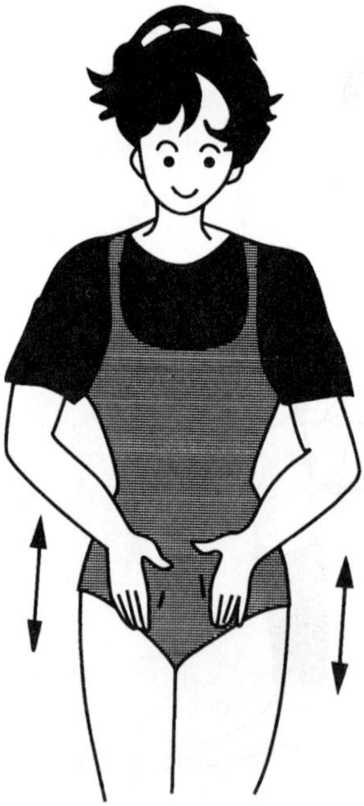

在「十天菜單」中，搭配這些基本的技巧來使用，尤其下半身要實施按摩。

♣正確運動的重點

跳爵士舞或有氧舞蹈、伸展體操……，最近，從年輕女性到老婆婆從事流汗運動的女性人口增加了。這些運動，對於維持健康及美容而言很好，可以持續下去。

但是，如果是今後打算開始從事運動的人，請等一等。伴隨浮腫的下半身肥胖的女性，過度劇烈運動，會造成反效果。因此，不會造成運動不足的「運動」比較合適。

我們藉著每天的飲食，供給生存所需要的熱量。吃進口中的食物在腸消化，各種營養素經由血液運送到組織的各個角落，爲了活動而使用，或是儲藏以備將來利用。在吸收過程中，這些營養成分被燃燒。如果無法供應足夠的氧，組織內會積存尿酸等，有損健康。運動能夠增加氧的供給量，加快體內的燃燒作用。

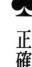

另外，運動能夠促進血液循環，促進排泄作用，強化身體的機能，緩和神經的緊張。

運動時，可藉著摩擦或敲打粗大的部分而得到按摩效果，藉此能夠促進血液循環，使淋巴液順暢地流通。

實際上要注意如下的事項。

1.先按摩，等腳柔軟以後再進行。

2.不要過度進行。

最初以放鬆身體的心情來進行。如果一開始就進行過度，就會導致疲勞，同時會因爲肌肉痛而無法長久持續下去。每天花十五分鐘耐心進行。

3.喝酒後及飽腹時要避免進行。

因爲這時會對身體造成過大的負擔，形成反效果。

就算下半身的肥胖消除，也要持續地運動。爲了再度發胖以及維持美麗、健康，要將其當成是生活的一部分，每天耐心地進行。

♣對你而言最佳的體型

做任何事情時，都要有明確的目標，並以明確的想像來加強自己的目標。

希望自己瘦到何種程度，擁有何種體型？要具體地刻畫在心中。實行之前，要再度於心中強化印象。

「希望大腿再變細三公分，體重再瘦三公斤。」

「希望小腿肚再變細二公分，穿起窄裙來就很好看了。」

如果沒有明確的目標，就容易在減肥途中因爲遇挫而放棄。尤其是想要在短期間內減肥時，更是需要堅強的意志力。因此，要具體地設定減肥目標，朝著目標邁進。

以我的例子來說，只要是自己看上眼的服裝，不論尺寸爲何，我一定會買下來。如果尺寸大小不能穿，我一定會設想一個自己穿得下這件衣服的體型，開始減肥。

但是，不要過度勉強，畢竟個人的身材具有很大的差別。要了解自己的理想體型，然而自己的理想體型不見得是符合他人的理想體型。

原本，人類的身體只要藉著攝取營養均衡的飲食，絕對不會附著多餘的脂肪。健康體，代謝機能能夠順利地運作，就能夠去除掉多餘的脂肪。因此而得到的體重，對這個人來說就是最適當的體重。天生骨架較粗的人或較細的人，要了解自己的身體，算出對自己而言最適當的體重與體型。所以，首先應該要了解自己的體型，然後再正確計算出目前自己的尺寸。計算方法如下面的插圖所示。

然「對自己而言的理想尺寸」，是參考以下爲各位所列舉的理想尺寸表設定的。這只是一個大致的標準。可以做爲參考，設定「對自己而言的理想尺寸」。

對於想要嘗試「十天菜單」極端肥胖的人來說，一開始的十天內，需要以表中所示的理想尺寸爲目標來進行。相反的，即使只是一個部位達到理想尺寸，則表示其他的部位也可能接近理想了。此外，前面也提及，骨頭較粗的人，必須比這個表的理想體重稍多一些。決定好目標體重和尺寸了嗎？接下來就具體地朝這個數字實戰「十

・測量尺寸的方法・

雙腳腳跟著地，重量置於腳底，站直。

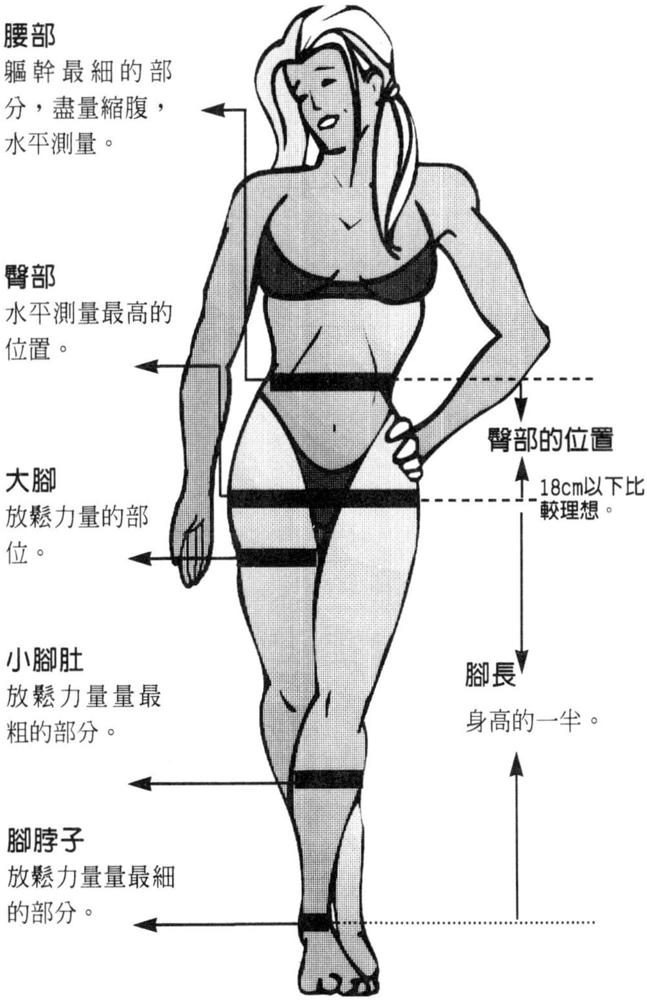

■ 標準尺寸表（女性）

身高 cm	體重 kg	腰圍 cm	臀圍 cm	大腿 cm	小腿 cm	腳脖子 cm
150	43.0-45.6	51.4-56.8	82.3-90.0	46.0-49.0	29.1-32.0	17.3-19.0
151	43.5-46.0	51.8-57.2	82.5-90.6	46.2-49.2	29.2-32.1	17.4-19.3
152	44.0-46.5	52.2-57.6	82.7-91.2	46.4-49.4	29.4-32.2	17.5-19.6
153	44.5-47.0	52.6-58.0	82.9-91.8	46.4-49.6	29.6-32.3	17.6-19.9
154	45.0-47.5	52.9-58.3	83.1-92.4	46.8-49.8	29.8-32.4	17.7-20.2
155	45.5-48.0	53.2-58.6	83.3-93.6	47.0-50.0	30.0-32.5	17.8-20.5
156	45.9-48.6	53.5-59.1	83.5-93.9	47.2-50.2	30.1-32.6	17.9-20.7
157	46.3-49.3	53.8-59.1	83.7-94.2	47.4-50.4	30.2-32.7	18.0-20.9
158	46.7-50.0	54.0-59.6	83.9-94.8	47.8-50.6	30.3-32.8	18.1-21.1
159	47.1-50.6	54.2-59.8	84.1-95.4	48.0-50.8	30.4-32.9	18.2-21.3
160	47.5-51.2	54.4-60.0	84.5-96.0	48.2-51.0	30.5-33.0	18.3-21.5
161	48.2-52.0	54.6-60.3	85.0-96.6	48.4-51.5	30.8-33.1	18.4-21.6
162	49.0-52.8	54.7-60.6	85.5-97.2	48.6-52.0	31.2-33.2	18.5-21.7
163	50.0-53.6	54.8-60.9	86.0-97.8	48.8-52.5	31.5-33.3	18.6-21.8
164	50.7-54.2	54.9-61.2	86.5-98.4	49.0-53.0	31.7-33.4	18.7-21.9
165	51.4-55.0	55.0-61.5	87.0-99.0	49.2-53.5	31.9-33.5	18.8-22.0
166	52.1-56.0	55.1-61.8	87.5-99.6	49.4-54.0	32.1-33.6	18.9-22.1
167	52.8-57.0	55.2-62.1	88.0-100.2	49.6-54.5	32.3-33.7	19.0-22.2

天菜單」吧！

每天在決定好的時間測定體重與部位。最好在早上起床時測量，當成日課。即使是健康的人，到了夜晚腳也會浮腫。此外，如果空腹、腳不會浮腫、身心都輕盈的早晨來測定，較能夠得到正確的數值。

不過，前面也說過，通常減肥的人不會呈現美麗的曲線，經常是以階梯式的形態減輕體重。因此不必擔心每天的變化，不要在乎三天內的變化。當然，體重不可上升，如果增加，就要再度嚴格地檢查各項目。是否吃零食？是否遵守飲食菜單？量是否太多？尤其如果違反飲食的規則，會大大地影響體重，需要注意。

我所建議的減肥三大支柱—「飲食生活」、「按摩」、「運動」以及心態都非常的重要。接下來就付諸行動吧！

再度確認達成目標的意志。不用擔心，記住前面的內容，忠實地實行「十天菜單」，一定能夠減輕三公斤的體重，擁有美好的體型。加油吧！

第四章 ——10天減肥菜單

♣「十天減肥」的基本菜單（三～四人份）

在下面所介紹的減肥法當中，有很多的煮物和海藻類。

前面提及，這是使下半身減肥不可或缺的食物。也許有的人不懂得做菜，但是如果因此而放棄，那麼就得不到美好的腿部曲線了。

這兒所列舉的基本菜單的項目，任誰都做得出來。現在就熟記一下基本菜單吧！

〈高湯〉

材料　昆布四十公分　柴魚片四分之三杯(五g)　水五杯

①用濕布擦拭昆布後放入鍋中，倒入水，浸泡三十分鐘～一個小時。這時，用手在昆布上撕三～四個切口，就能夠促進汁液的溶出。

②用火煮滾①，起泡之後撈出昆布。

③在②中放入柴魚片，用小火煮二～三分鐘。

④關火。柴魚片沈入湯中之後，用紗布過濾。

☆為了保護身體，最好不要使用「化學調味料」。如果沒有時間做菜，事先可多做一些，放在製冰盒內冷藏。

〈浸泡還原〉

●海帶芽

用水清洗之後，以大量的水浸泡五分鐘。

●羊栖菜

用水清洗，浸泡在冷水或溫水中十五分鐘，使其成為二倍的量。

●蘿蔔乾

放在簍子內，用水搓洗，浸泡在冷水或溫水中。

〈去油〉

油是減肥的大敵。用滾水將油豆腐上多餘的油去除。

☆可利用澆淋滾水的方式去除鹽分。

〈小紅豆飯〉

材料　米二合　用小紅豆三分之一～二分之一杯

①.洗淨小紅豆，浸泡在水中擱置一晚或放入壺中，加入三倍的滾水，加蓋，擱置二小時。

②.浸泡的汁勿倒掉，擱置一旁。小紅豆、米和浸泡的汁放在一起煮。

☆煮小紅豆粥時，浸泡汁的分量爲普通煮飯時的二倍。放入鍋中煮滾之後，用小火煮，然後關火燜。

〈昆布水飯〉

材料　米二合　昆布十公分左右

①.昆布浸泡在水中，擱置三十分鐘～一個小時。

②.將①的浸泡汁、昆布、米一起煮。

☆爲避免吃太多的飯，只要煮一碗即可。

〈壽司飯〉

材料　（四～五人份）　米四杯　酒一大匙　水三又四分之三杯　昆布十公分
醋六大匙　鹽二小匙　砂糖六大匙

①米迅速洗淨，浸泡在水中，擱置三十分鐘～一個小時。放在簍子內瀝乾水分。加入分量的水、酒與昆布一起煮。

②醋、鹽、糖混合作成醋。

③煮好的飯放入大碗中，加入②，用木杓調拌。

④好像切飯似的用木杓調拌，用扇子搧涼，能產生光澤。

〈海藻沙拉〉

材料　海帶芽、海蘊、海帶芽莖等的海藻適量

調味料　味噌一小匙　醋一大匙　米酒　三分之二小匙　高湯一～二大匙

①海藻類用水浸泡還原，瀝乾水分，擱置一旁冷卻。

②分量的調味料用高湯汁調拌作成調味醬，淋在海藻上來吃。

☆先作好調味醬，使用起來較爲方便。

〈煮物〉

例1　羊栖菜炒煮蘿蔔乾

材料（四人份）　羊栖菜（乾）十五～二十g　蘿蔔乾（乾）十五～二十g

砂糖一大匙　醬油三大匙　米酒一大匙

①羊栖菜、蘿蔔乾用水浸泡還原，瀝乾水分。

②在熱鍋中放入①乾炒，或加入少量油來炒。

③在②中加入高湯，蓋滿材料。

④煮滾之後，加入砂糖、醬油、米酒，再度煮滾之後，開小火，煮十五～二十分鐘。

〈煮物〉

例2　羊栖菜煮肉丸子

材料（四人份）絞肉三百g　羊栖菜十g　蛋一個　長蔥三分之二根　高湯二又

第四章　十天減肥菜單

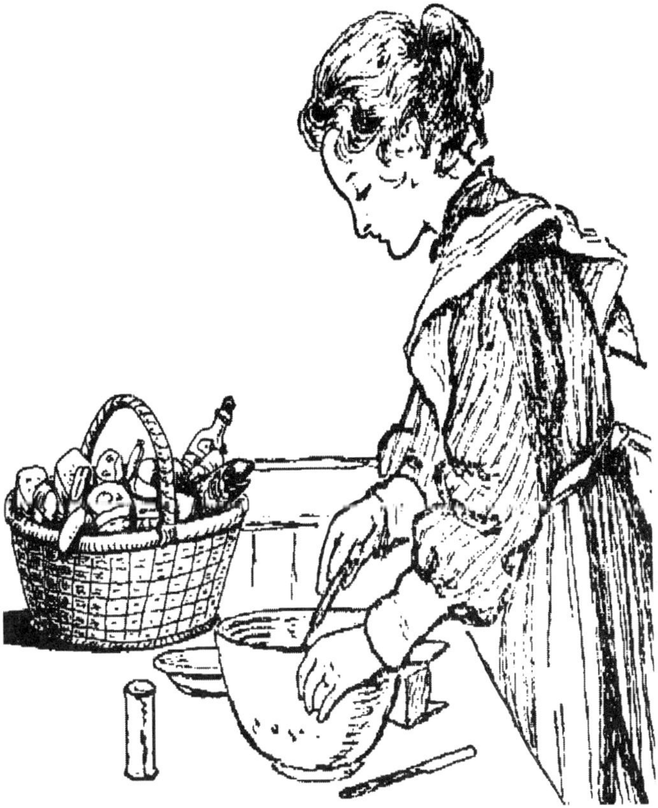

二分之一杯　酒一大匙　砂糖二大匙　醬油三大匙

①.半量的絞肉用滾水淋過，去除油分。

②.長蔥切成蔥花。

③.大碗中放入①　②與剩下的絞肉，再加入蛋混合到產生粘性爲止。混合之後，捏成一口大的肉丸子。

④.羊栖菜用水浸泡還原，擱置一旁。

⑤.鍋中放入高湯和分量的調味料，煮滾之後，加入肉丸子與羊栖菜，再煮滾之後，撈出澀液，用小火煮十五分鐘。

〈煮物〉

例3　昆布煮南瓜

材料　（四人份）　南瓜二百～三百g　昆布適量　砂糖二～三大匙　酒一大匙　高湯二杯　醬油三～四大匙

①.在高湯中加入砂糖、酒、醬油煮滾。

②將切成適當大小的南瓜和浸泡還原的昆布適量地放入①的鍋中，煮滾之後，開小火，再煮二十分鐘。

〈煮物〉

例4　五目豆

材料　大豆一五〇g（使用水煮罐頭更方便）　昆布二十公分　胡蘿蔔二分之一根　蒟蒻（黑）一片　油豆腐一片　米酒一大匙　醬油三大匙　高湯二杯

①在高湯中放入米酒、醬油煮滾。

②煮好的大豆和浸泡還原的昆布、去除油分的油豆腐以及其他的東西一起放入，煮滾之後，用小火煮十五分鐘。

〈蕪菁拌綠紫菜〉

材料　蕪菁一個四百g　醋一大匙　砂糖二分之一大匙　綠紫菜、海頭紅少許。

①蕪菁切成薄片，用鹽揉捏，擠出水分。

②綠紫菜加上醋、砂糖一起拌蕪菁，添上海頭紅。

第1天

備忘錄

- 雖然減肥中的絕對量較少，但是不可減少項目。
- 要徹底實行完全不使用油的料理。

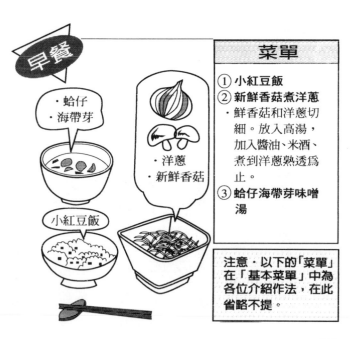

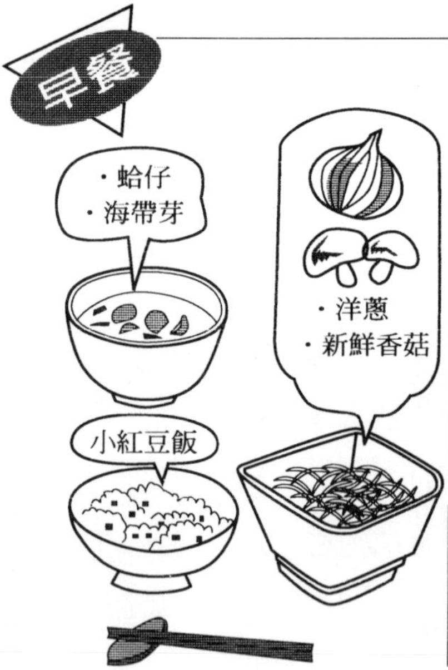

菜單

① **小紅豆飯**

② **新鮮香菇煮洋蔥**

·鮮香菇和洋蔥切細。放入高湯，加入醬油、米酒、煮到洋蔥熟透爲止。

③ **蛤仔海帶芽味噌湯**

注意·以下的「菜單」在「基本菜單」中為各位介紹作法，在此省略不提。

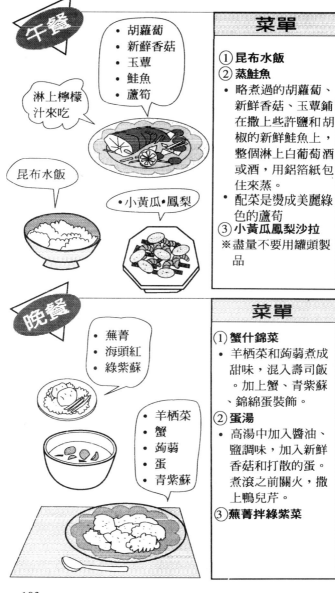

菜單

① **昆布水飯**

② **蒸鮭魚**

- 略煮過的胡蘿蔔、新鮮香菇、玉蕈鋪在撒上些許鹽和胡椒的新鮮鮭魚上，整個淋上白葡萄酒或酒，用鋁箔紙包住來蒸。
- 配菜是燙成美麗綠色的蘆荀

③ **小黃瓜鳳梨沙拉**

※盡量不要用罐頭製品

菜單

① **蟹什錦菜**

- 羊栖菜和蒟蒻煮成甜味，混入壽司飯。加上蟹、青紫蘇、錦綿蛋裝飾。

② **蛋湯**

- 高湯中加入醬油、鹽調味，加入新鮮香菇和打散的蛋。煮滾之前關火，撒上鴨兒芹。

③ **蕪菁拌綠紫菜**

第2天

備忘錄

• 到目前爲止經常吃漢堡、披薩的人，或許會覺得這些菜不夠吃。不過，爲了擁有美麗的腿部曲線，還是得忍耐。

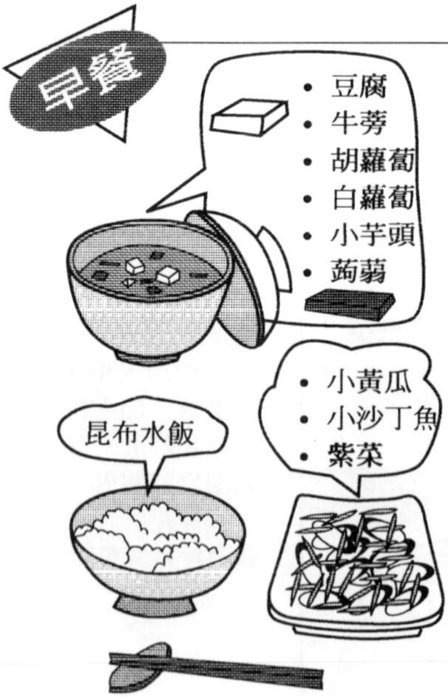
早餐
豆腐
牛蒡
胡蘿蔔
白蘿蔔
小芋頭
蒟蒻
小黃瓜
小沙丁魚
紫菜
昆布水飯

菜單

①**昆布水飯**

②**什錦味噌湯**

• 豆腐和牛蒡絲一起乾炒。加入水，煮滾之後，加入白蘿蔔、胡蘿蔔、小芋頭、蒟蒻，煮軟之後，用味噌調味。

③**磯邊拌菜**

• 切成薄圓片的小黃瓜用鹽揉搓，擠出水分，加入用熱水燙過的小沙丁魚和紫菜一起涼拌。

午餐
• 金槍魚
• 萵苣
• 番茄
• 小黃瓜
• 罐頭的油要倒掉
• 蛤仔
• 蒜
• 荷蘭芹
• 奶油
法國麵包

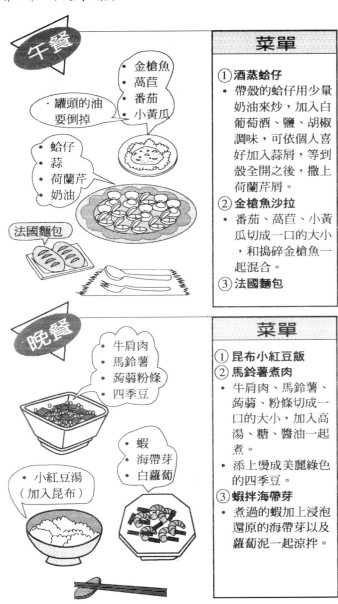

菜單

① **酒蒸蛤仔**

• 帶殼的蛤仔用少量奶油來炒，加入白葡萄酒、鹽、胡椒調味，可依個人喜好加入蒜屑，等到殼全開之後，撒上荷蘭芹屑。

② **金槍魚沙拉**

• 番茄、萵苣、小黃瓜切成一口的大小，和搗碎金槍魚一起混合。

③ **法國麵包**

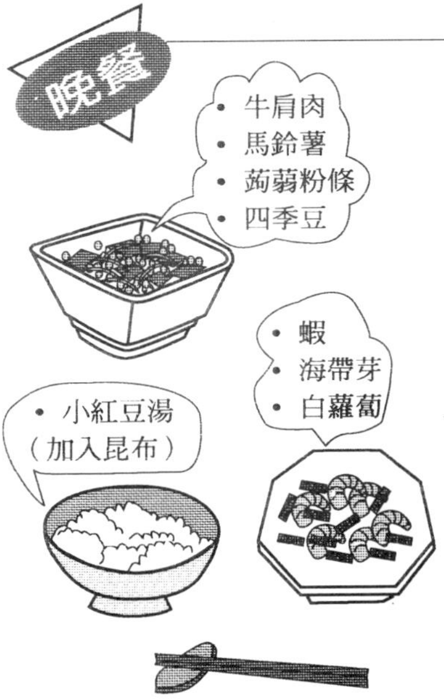

菜單

① **昆布小紅豆飯**

② **馬鈴薯煮肉**

• 牛肩肉、馬鈴薯、蒟蒻、粉條切成一口的大小，加入高湯、糖、醬油一起煮。

• 添上燙成美麗綠色的四季豆。

③ **蝦拌海帶芽**

• 煮過的蝦加上浸泡還原的海帶芽以及蘿蔔泥一起涼拌。

第3天

備忘錄

- 只顧眼前的享受，無法使心情平靜下來。
- 切好的一片片的昆布較容易處理，也容易入味，務必將其加入煮物中。

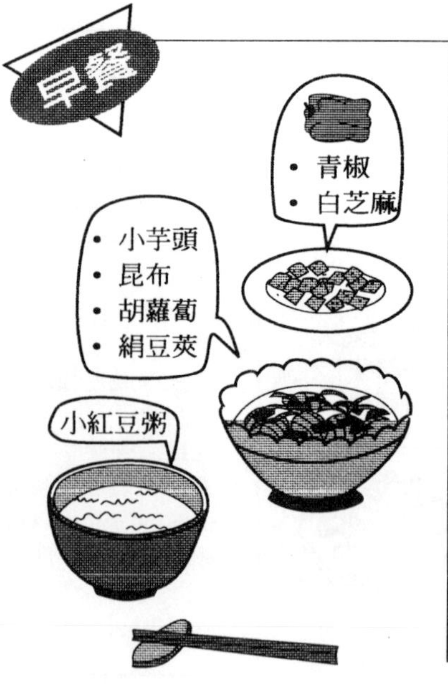

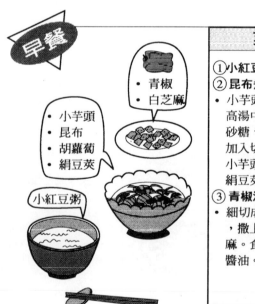

菜單

①小紅豆粥

②昆布煮小芋頭

- 小芋頭去皮煮過。高湯中放入醬油、砂糖、煮滾之後，加入切好的昆布、小芋頭、胡蘿蔔、絹豆莢一起煮。

③青椒沙拉

- 細切成圓片的青椒，撒上抄過的白芝麻。食用之前淋上醬油。

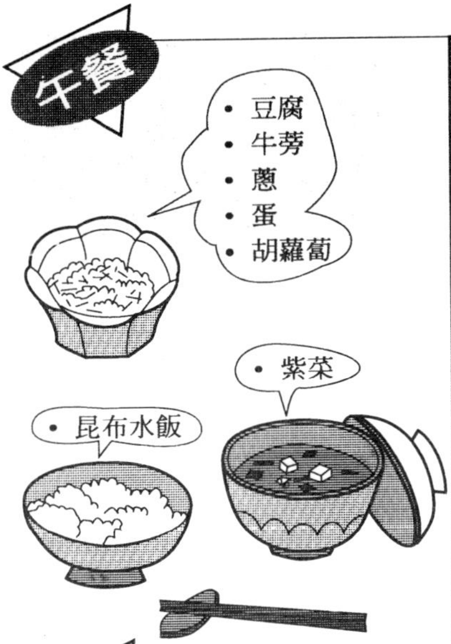
午餐
• 豆腐
• 牛蒡
• 蔥
• 蛋
• 胡蘿蔔
• 紫菜
• 昆布水飯

菜單

①**昆布水飯**

②**炒豆腐**

• 豆腐和牛蒡、胡蘿蔔、蔥一起炒，然後調味。加入蛋，和其他的材料一起炒。

③**紫菜湯**

※經常準備著海帶絲或紫菜，當覺得作湯麻煩時，可以利用。

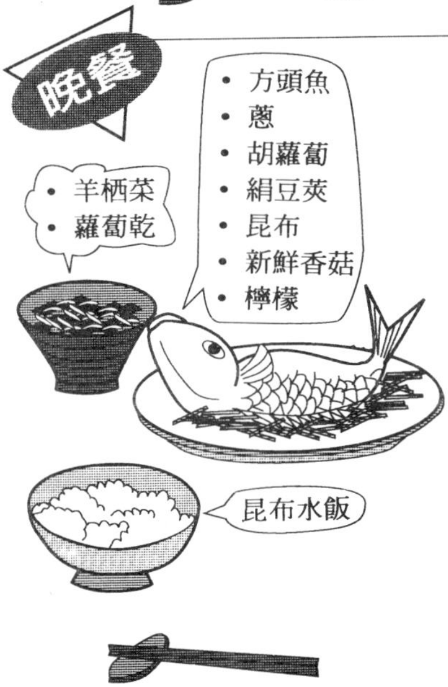
晚餐
• 方頭魚
• 蔥
• 胡蘿蔔
• 絹豆莢
• 昆布
• 新鮮香菇
• 檸檬
• 羊栖菜
• 蘿蔔乾
昆布水飯

菜單

①**昆布水飯**

②**香蒸白肉魚**

• 方頭魚撒上少許的鹽。

• 蔥、胡蘿蔔、絹豆莢切絲，鋪在昆布上。

• 方頭魚擺在切絲的蔬菜上，淋上1小匙酒、1大匙檸檬汁來蒸。添上新鮮香菇、薄片檸檬。

③**羊栖菜炒煮蘿蔔乾**

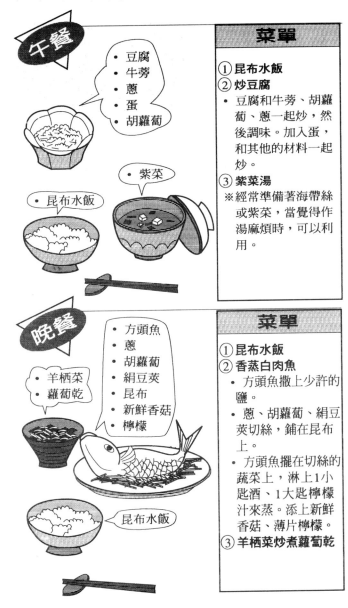

第4天

備忘錄

- 市售的配菜味道太重，最好自己調理。
- 羊栖菜不一定要當成煮物，可以嘗試各種的吃法。

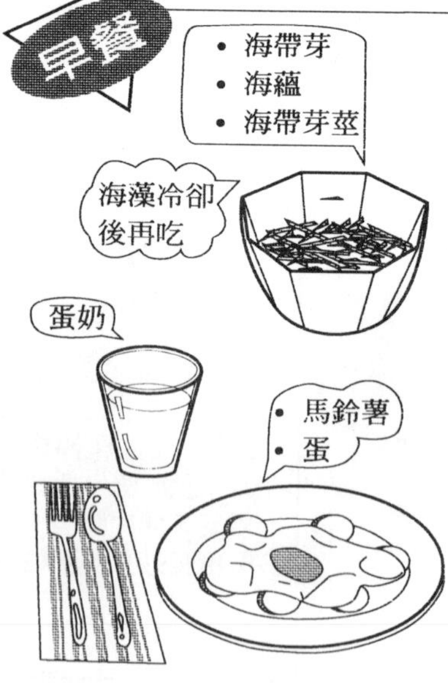
早餐
• 海帶芽
• 海蘊
• 海帶芽莖
海藻冷卻後再吃
蛋奶
• 馬鈴薯
• 蛋

菜單

① **蛋煎馬鈴薯**

- 馬鈴薯切成薄片，浸泡在水中片刻。
- 用煎鍋慢炒馬鈴薯，煎熟之後，加上鹽、胡椒，淋上蛋汁，一面煎好之後，翻面再煎。

※使用冷凍的馬鈴薯片，比較方便。

② **海藻沙拉**

③ **豆奶**

早餐
• 雞翅膀肉
• 新鮮香菇
• 蘿蔔苗
• 蛋
• 洋菜
• 大豆
• 昆布
• 胡蘿蔔
• 蒟蒻
• 油豆腐
昆布水飯

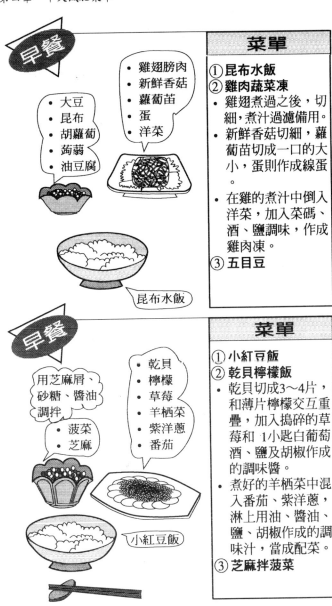

菜單

①昆布水飯

②雞肉蔬菜凍

- 雞翅煮過之後，切細，煮汁過濾備用。
- 新鮮香菇切細，蘿蔔苗切成一口的大小，蛋則作成線蛋。
- 在雞的煮汁中倒入洋菜，加入菜碼、酒、鹽調味，作成雞肉凍。

③五目豆

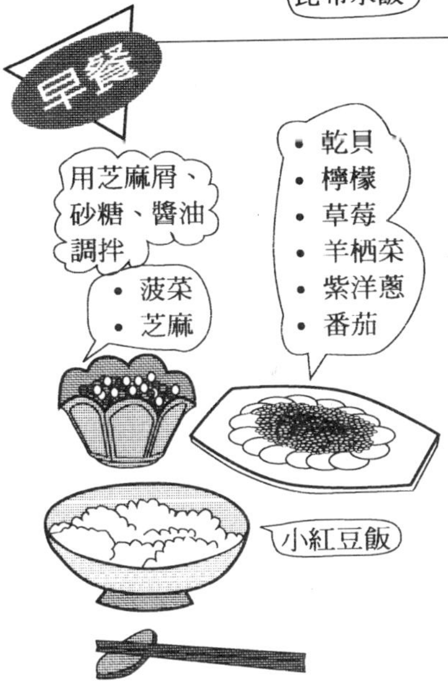

菜單

①小紅豆飯

②乾貝檸檬飯

- 乾貝切成3～4片，和薄片檸檬交互重疊，加入搗碎的草莓和 1小匙白葡萄酒、鹽及胡椒作成的調味醬。
- 煮好的羊栖菜中混入番茄、紫洋蔥，淋上用油、醬油、鹽、胡椒作成的調味汁，當成配菜。

③芝麻拌菠菜

第5天

備忘錄

- 忙碌的早上，往往無法攝取到足夠的蔬菜，如果和蛋一起烹調，那就很方便了。
- 外食時，只要吃半量的蓋飯即可。

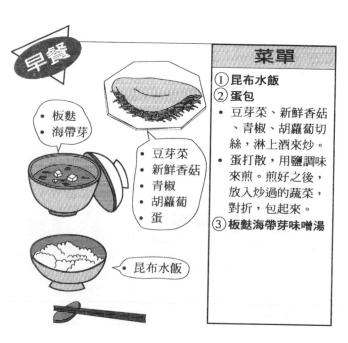

早餐

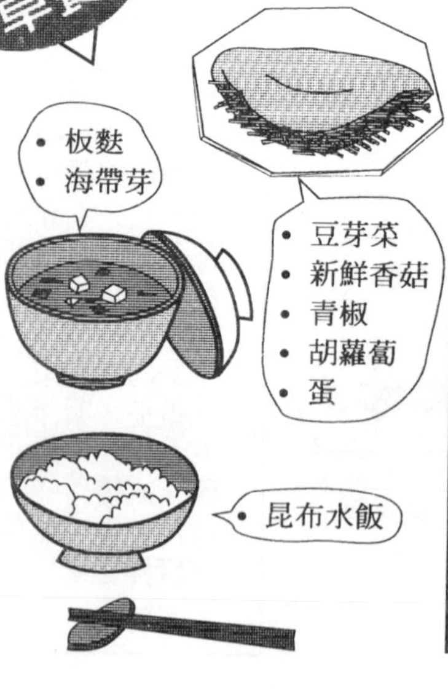
• 板麩
• 海帶芽
• 豆芽菜
• 新鮮香菇
• 青椒
• 胡蘿蔔
• 蛋
• 昆布水飯

菜單

① **昆布水飯**

② **蛋包**

- 豆芽菜、新鮮香菇、青椒、胡蘿蔔切絲，淋上酒來炒。
- 蛋打散，用鹽調味來煎。煎好之後，放入炒過的蔬菜，對折，包起來。

③ **板麩海帶芽味噌湯**

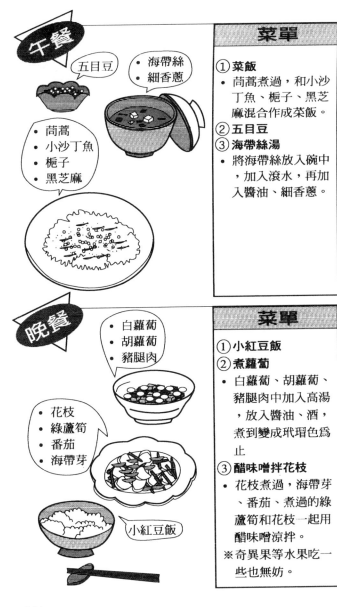

菜單

①菜飯

• 茼蒿煮過，和小沙丁魚、梔子、黑芝麻混合作成菜飯。

②五目豆

③海帶絲湯

• 將海帶絲放入碗中，加入滾水，再加入醬油、細香蔥。

菜單

①小紅豆飯

②煮蘿蔔

• 白蘿蔔、胡蘿蔔、豬腿肉中加入高湯，放入醬油、酒，煮到變成玳瑁色爲止

③醋味噌拌花枝

• 花枝煮過，海帶芽、番茄、煮過的綠蘆筍和花枝一起用醋味噌涼拌。

※奇異果等水果吃一些也無妨。

第6天

備忘錄

- 到這個地步，可能你已經討厭吃那些口味較重的料理了吧！再忍耐一陣子就能夠達成目標了。加油吧！

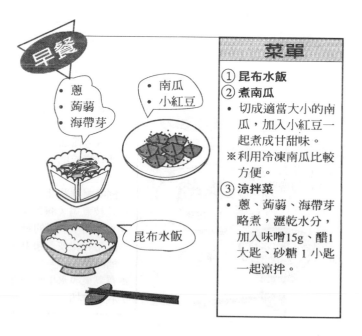

早餐

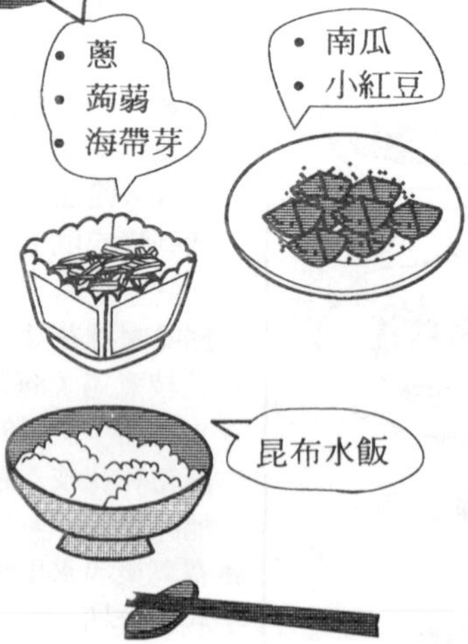

菜單

① **昆布水飯**

② **煮南瓜**

- 切成適當大小的南瓜，加入小紅豆一起煮成甘甜味。

※利用冷凍南瓜比較方便。

③ **涼拌菜**

- 蔥、蒟蒻、海帶芽略煮，瀝乾水分，加入味噌15g、醋1大匙、砂糖 1 小匙一起涼拌。

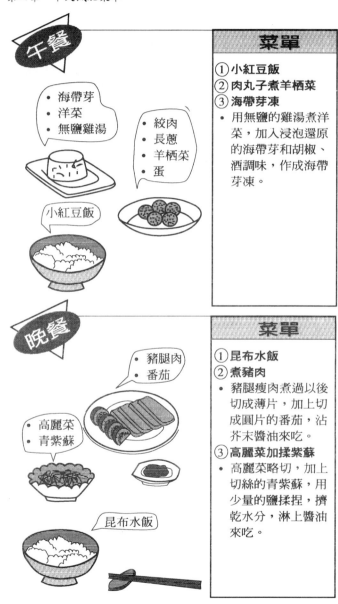

午餐

菜單

①**小紅豆飯**
②**肉丸子煮羊栖菜**
③**海帶芽凍**
- 用無鹽的雞湯煮洋菜，加入浸泡還原的海帶芽和胡椒、酒調味，作成海帶芽凍。

晚餐

菜單

①**昆布水飯**
②**煮豬肉**
- 豬腿瘦肉煮過以後切成薄片，加上切成圓片的番茄，沾芥末醬油來吃。

③**高麗菜加揉紫蘇**
- 高麗菜略切，加上切絲的青紫蘇，用少量的鹽揉捏，擠乾水分，淋上醬油來吃。

第7天

備忘錄

- 避免飯吃得太多。
- 外食時，麵湯剩下來，不要喝光。

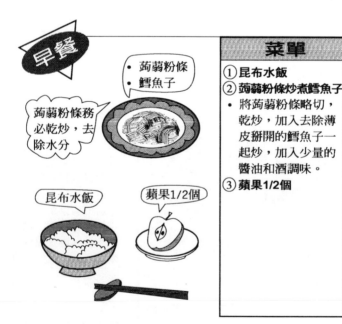

菜單

①**昆布水飯**

②**蒟蒻粉條炒煮鱈魚子**

- 將蒟蒻粉條略切，乾炒，加入去除薄皮掰開的鱈魚子一起炒，加入少量的醬油和酒調味。

③**蘋果1/2個**

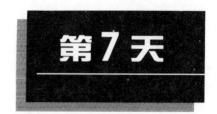

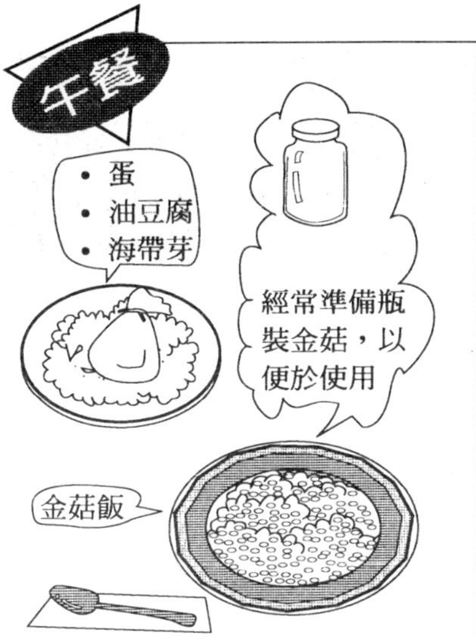

菜單

① 金菇飯

• 煮飯時加入連汁的金菇罐頭，放入少許的酒和醬油。

② 油豆腐包

• 去除油分的油豆腐對半切開，作成袋子，裏面打個生蛋，用牙籤固定開口。放入加入醬油、米酒、胡椒調味的高湯中來煮。

• 添上用醋、醬油拌過的海帶芽。

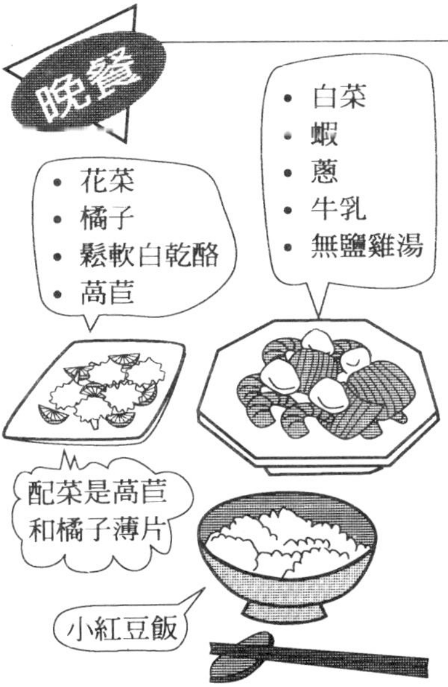
晚餐
• 白菜
• 蝦
• 蔥
• 牛乳
• 無鹽雞湯
• 花菜
• 橘子
• 鬆軟白乾酪
• 萵苣
配菜是萵苣
和橘子薄片
小紅豆飯

菜單

① 小紅豆飯

② 白菜蝦煮奶油

• 白菜、蔥、蝦炒過之後，用無鹽雞湯煮。加入牛乳，煮滾之後，加上芝麻油、太白粉調味。

③ 花菜沙拉

• 在加入醋和滾水中，放入花菜煮。用橘子汁、鬆軟白乾酪、鹽、胡椒作成調味醬。

第8天

備忘錄

- 有的人早上無暇調理食物，可以在前晚做好備用。
- 要選擇鹽分較少的食品。

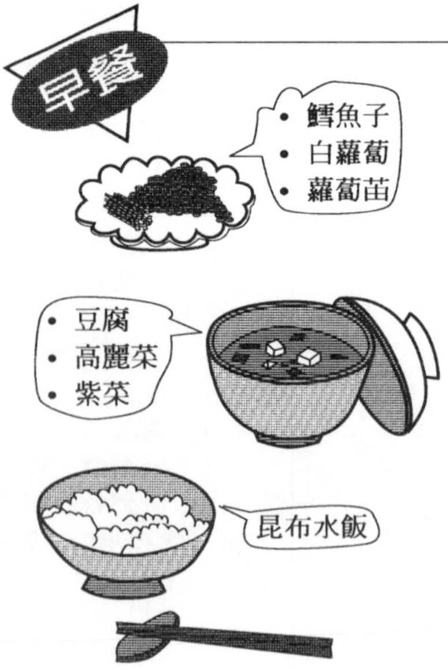
早餐
• 鱈魚子
• 白蘿蔔
• 蘿蔔苗
• 豆腐
• 高麗菜
• 紫菜
昆布水飯

菜單

①**昆布水飯**
②**鱈魚子拌蘿蔔泥**
- 蘿蔔泥混合掰開的鱈魚子，加上少許的蘿蔔苗一起拌。

※選擇生食用、鹽分較少的鱈魚子。

③**味噌湯**

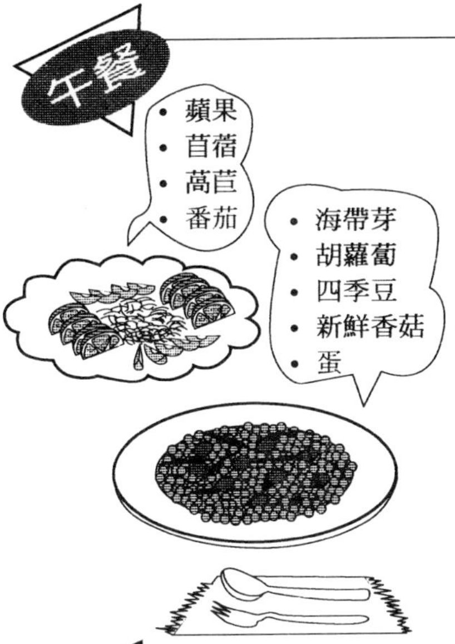
午餐
• 蘋果
• 苜蓿
• 萵苣
• 番茄
• 海帶芽
• 胡蘿蔔
• 四季豆
• 新鮮香菇
• 蛋

菜單

①五目飯
- 海帶芽、胡蘿蔔、四季豆、新鮮香菇煮成甜辣味，和錦線蛋一起與壽司飯混合。

②蘋果苜蓿沙拉
- 切成薄片的蘋果和苜蓿混合，擺在鋪上萵苣的盤子裏，添上番茄。

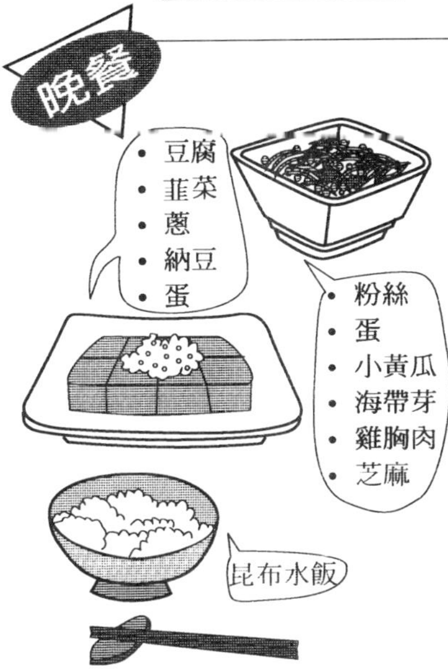

菜單

①昆布水飯

②豆腐排
- 將瀝乾水分橫切成2塊的豆腐雙面煎，淋上醬油盛盤。韮菜略切，加上切成小段的蔥及納豆一起炒。然後擺在豆腐上，打上蛋黃。

③粉絲沙拉
- 在浸泡還原的粉絲上鋪上蛋皮、小黃瓜、海帶芽、雞胸肉、拌芝麻、醋、醬油來吃。

第 9 天

備忘錄

- 減肥中以法國麵包取代其他的麵包。
- 外食時即使覺得口味較淡，也不要加入鹽、胡椒來吃。

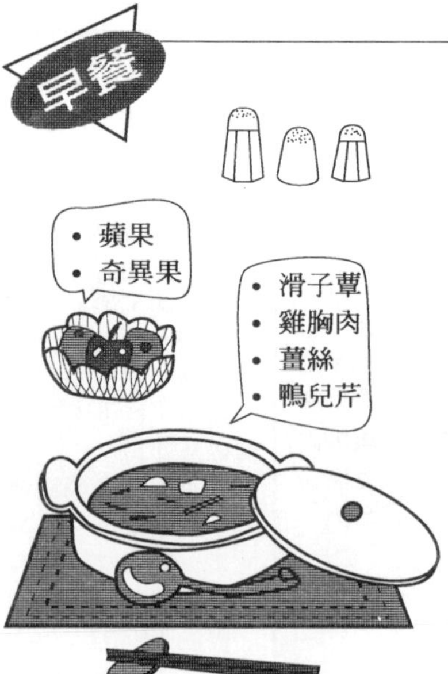

菜單

① **滑子蕈煮雞胸肉**

- 米置於簍子內用水洗淨。用高湯煮雞胸肉，過濾煮汁。煮汁加入酒、鹽、低鈉醬油調味，放入米、滑子蕈、撕開的雞胸肉一起煮。煮好之後，加上薑絲、鴨兒芹。

② **蘋果奇異果沙拉**

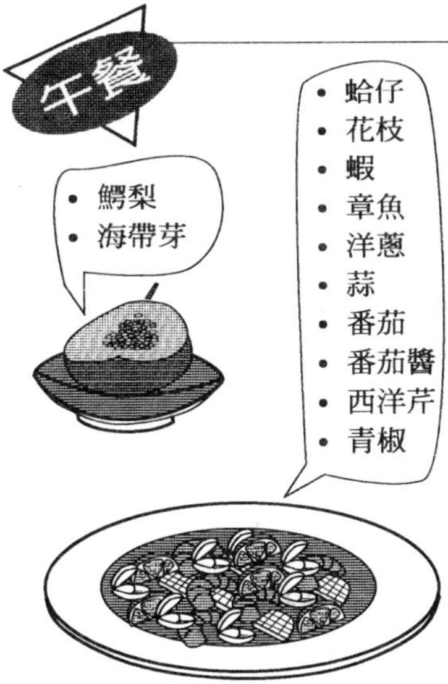
午餐
• 鱷梨
• 海帶芽
• 蛤仔
• 花枝
• 蝦
• 章魚
• 洋蔥
• 蒜
• 番茄
• 番茄醬
• 西洋芹
• 青椒

菜單

①**海鮮湯**

- 蛤仔、花枝、蝦、章魚、洋蔥、蒜共炒，加入番茄、番茄醬、西洋芹煮滾之後，撒上青椒。

②**鱷梨拌海帶芽**

- 鱷梨對半切開，去籽，鋪上用三杯醋拌的海帶芽。

③**法國麵包**

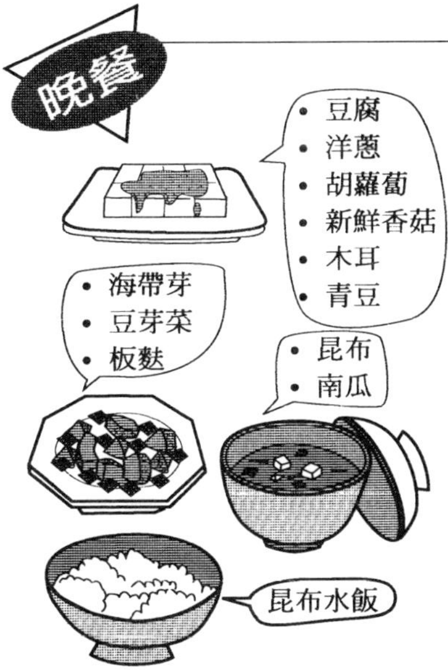

菜單

①**昆布水飯**

②**蔬菜豆腐**

- 豆腐略煮。
- 洋蔥、胡蘿蔔、香菇、木耳切絲，和青豆一併放入煮汁中煮，加上酒、醬油調味。放入太白粉勾芡，淋在豆腐上。

③**昆布煮南瓜**

④**味噌湯**

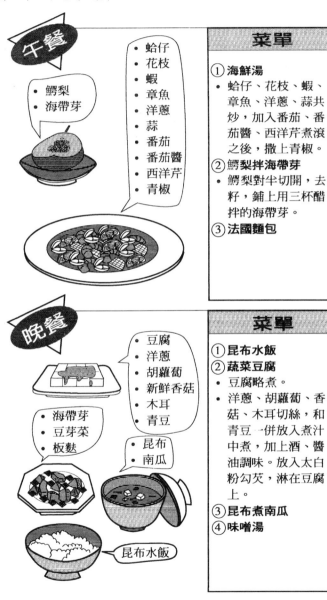

第10天

備忘錄

• 經過10天的努力，即將結束了。但是如果接下來的每一天都暴飲暴食，根本就前功盡棄了。一定要遵守基本事項，不再使身體發胖了。

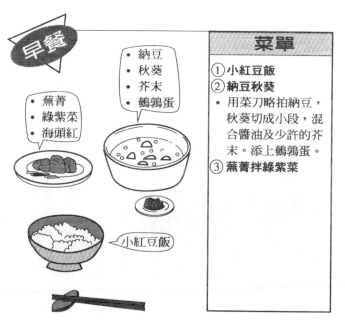

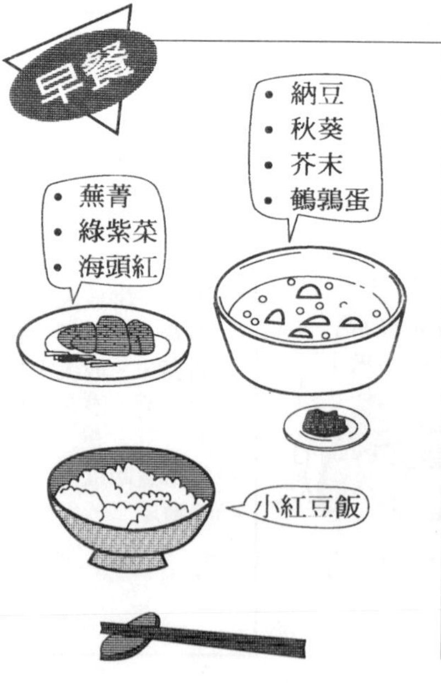

菜單

① **小紅豆飯**

② **納豆秋葵**

• 用菜刀略拍納豆，秋葵切成小段，混合醬油及少許的芥末。添上鵪鶉蛋。

③ **蕪菁拌綠紫菜**

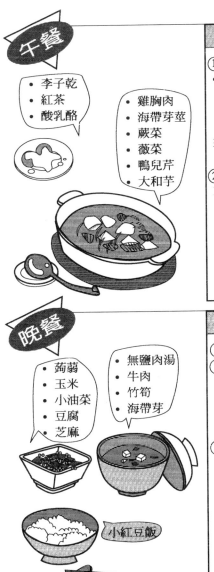

午餐

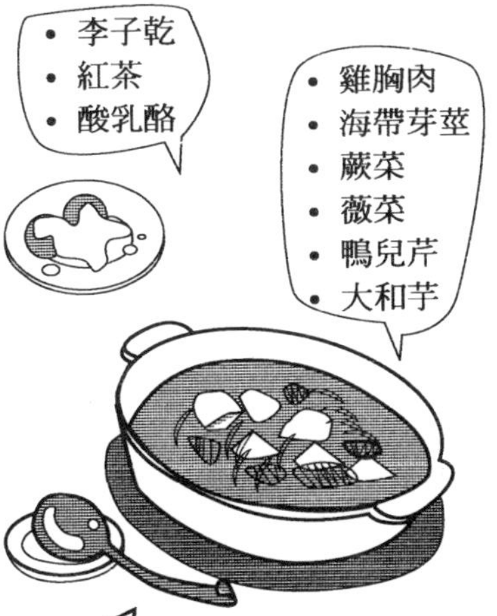
• 李子乾
• 紅茶
• 酸乳酪
• 雞胸肉
• 海帶芽莖
• 蕨菜
• 薇菜
• 鴨兒芹
• 大和芋

菜單

①**山菜麵**

- 菜碼是雞胸肉、海帶芽莖、蕨菜、薇菜、鴨兒芹、大和芋等。

※汁盡可能調成清淡的口味。

②**李子乾紅茶酸乳酪**

※利用原味酸乳酪控制甜味。

晚餐

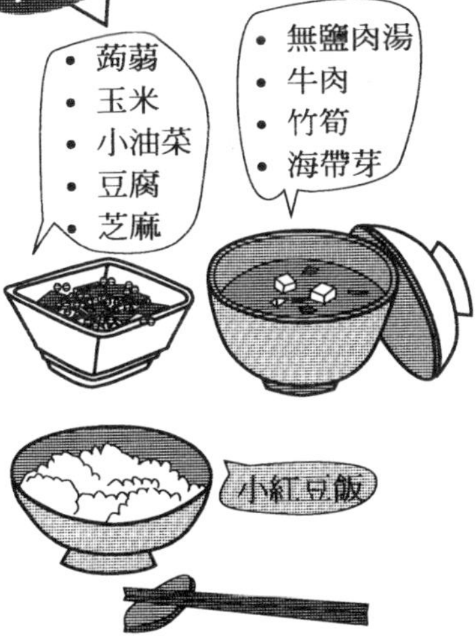
• 蒟蒻
• 玉米
• 小油菜
• 豆腐
• 芝麻
• 無鹽肉湯
• 牛肉
• 竹筍
• 海帶芽
小紅豆飯

菜單

①**小紅豆飯**

②**海帶芽牛肉湯**

- 用無鹽肉湯煮薄片牛肉以及竹筍。關火之前，加入浸泡還原的海帶芽。

③**蔬菜拌白芝麻**

- 蒟蒻、玉米、煮過的小油菜和瀝乾水分的豆腐、白味噌、芝麻、砂糖、醬油一起調拌。

第五章——一定能夠使你瘦下來的按摩和運動

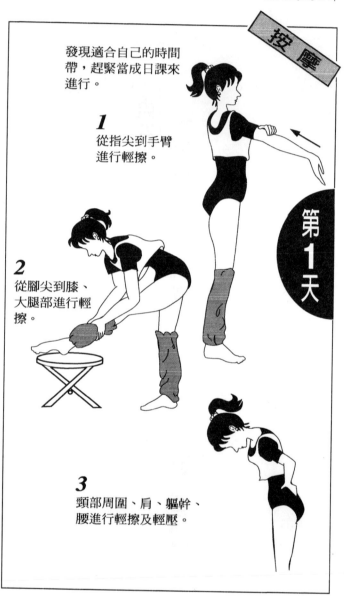

按摩

第1天

發現適合自己的時間帶，趕緊當成日課來進行。

1

從指尖到手臂進行輕擦。

2

從腳尖到膝、大腿部進行輕擦。

3

頸部周圍、肩、軀幹、腰進行輕擦及輕壓。

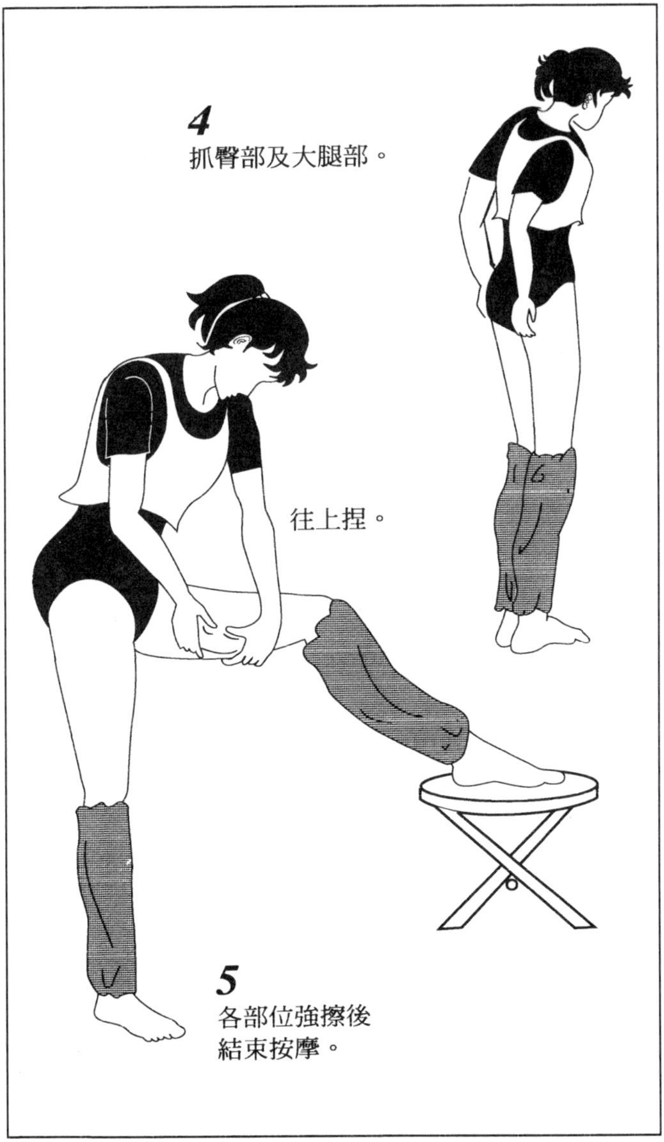
4
抓臀部及大腿部。
往上捏。
5
各部位強擦後
結束按摩。

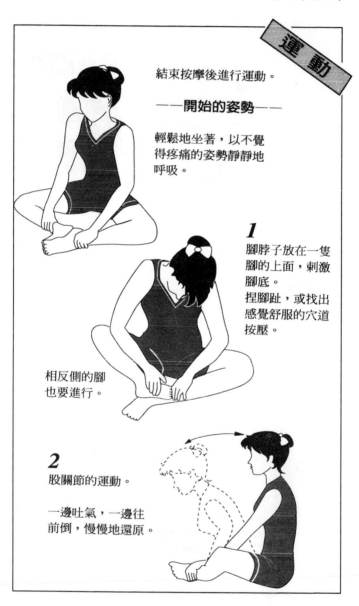

運動

結束按摩後進行運動。

——開始的姿勢——

輕鬆地坐著，以不覺得疼痛的姿勢靜靜地呼吸。

1

腳脖子放在一隻腳的上面，刺激腳底。
捏腳趾，或找出感覺舒服的穴道按壓。

相反側的腳也要進行。

2

股關節的運動。

一邊吐氣，一邊往前倒，慢慢地還原。

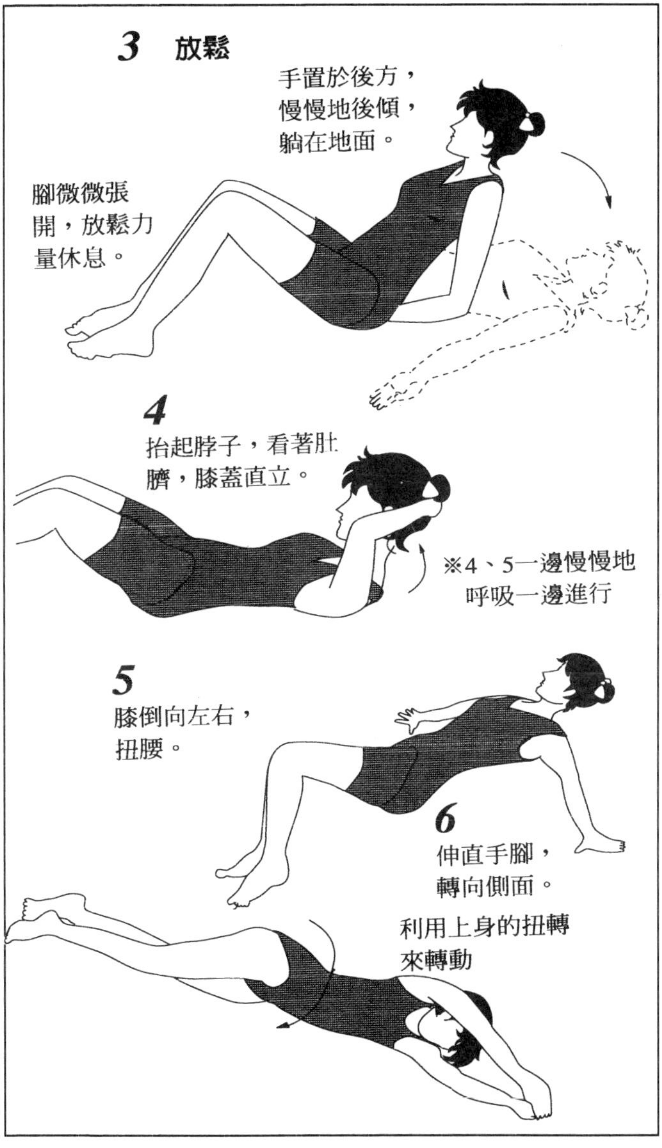
3　放鬆
手置於後方，
慢慢地後傾，
躺在地面。
腳微微張
開，放鬆力
量休息。
4
抬起脖子，看著肚
臍，膝蓋直立。
※4、5一邊慢慢地
呼吸一邊進行
5
膝倒向左右，
扭腰。
6
伸直手腳，
轉向側面。
利用上身的扭轉
來轉動

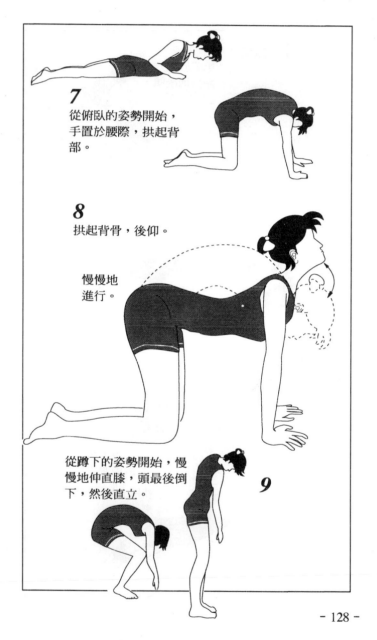

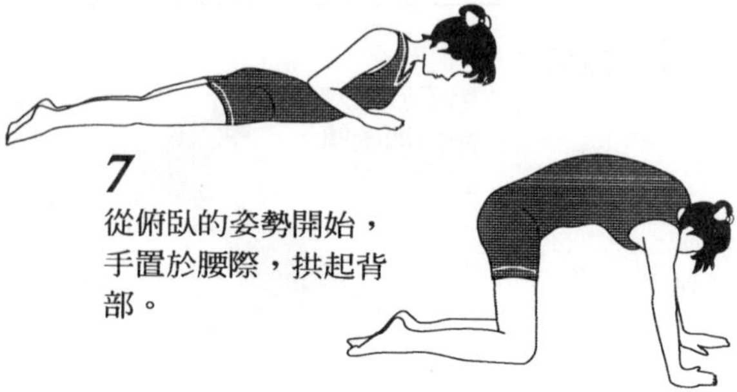

7

從俯臥的姿勢開始，
手置於腰際，拱起背
部。

8

拱起背骨，後仰。

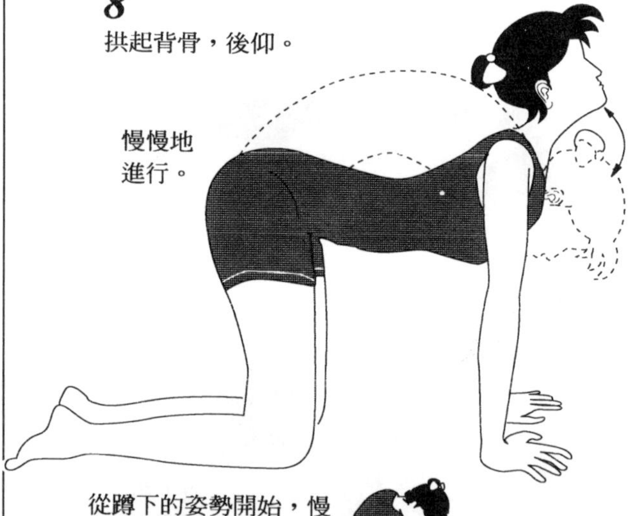

9

從蹲下的姿勢開始，慢
慢地伸直膝，頭最後倒
下，然後直立。

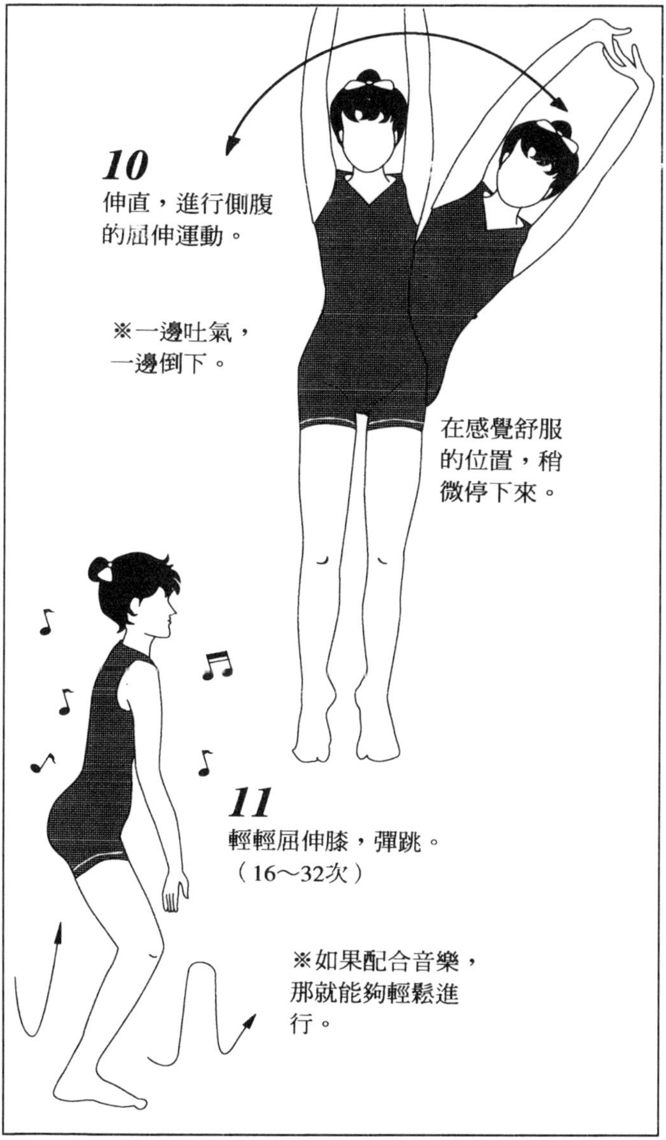
10
伸直，進行側腹
的屈伸運動。
※一邊吐氣，
一邊倒下。
在感覺舒服
的位置，稍
微停下來。
11
輕輕屈伸膝，彈跳。
（16～32次）
※如果配合音樂，
那就能夠輕鬆進
行。

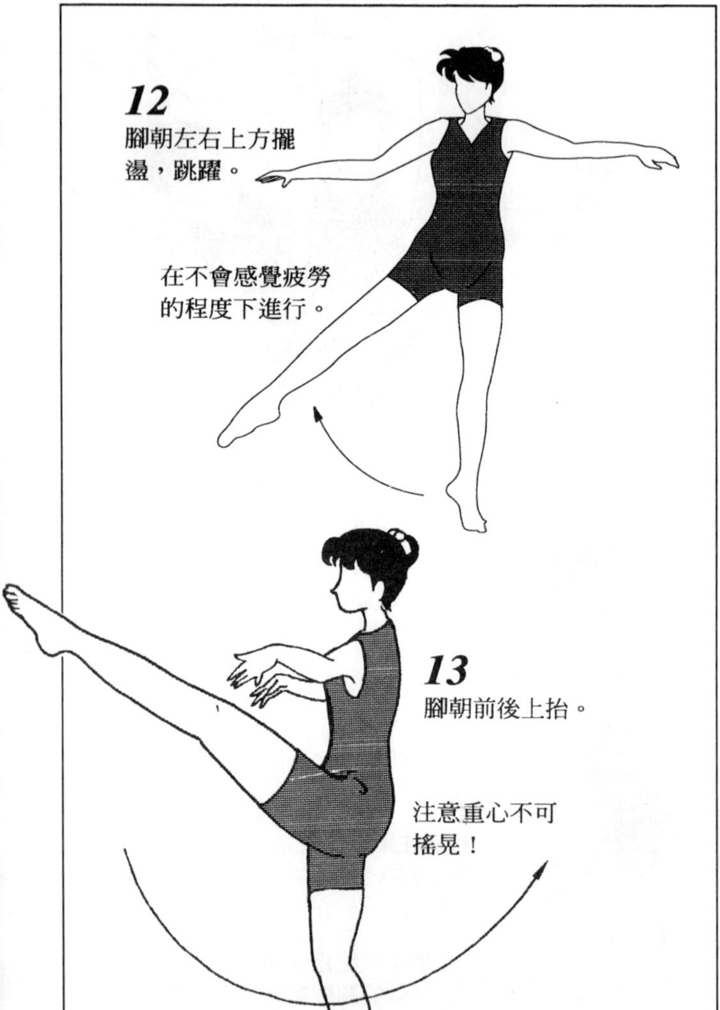
12
腳朝左右上方擺
盪，跳躍。
在不會感覺疲勞
的程度下進行。
13
腳朝前後上抬。
注意重心不可
搖晃！

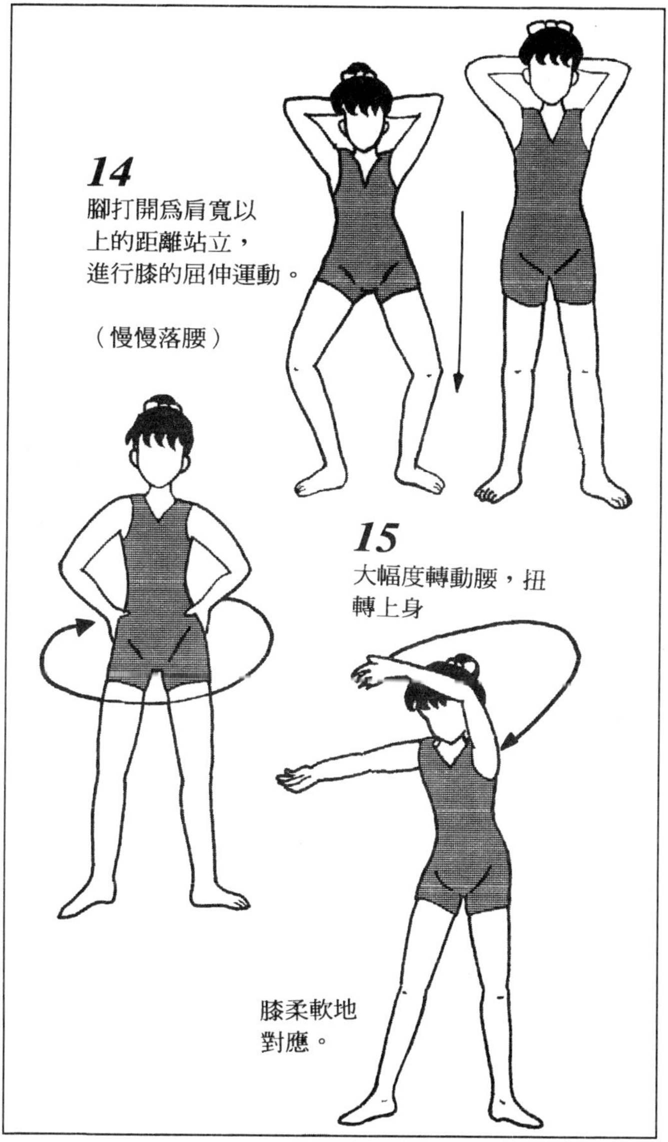
14
腳打開爲肩寬以
上的距離站立，
進行膝的屈伸運動。
（慢慢落腰）
15
大幅度轉動腰，扭
轉上身
膝柔軟地
對應。

按摩

第2天

以坐姿進行按摩和伸展運動。

1

從指尖到手臂
進行輕擦按摩。

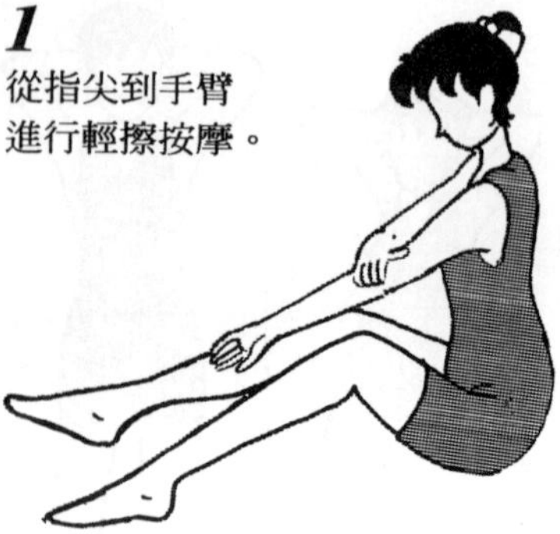

2

腳的輕擦按摩。

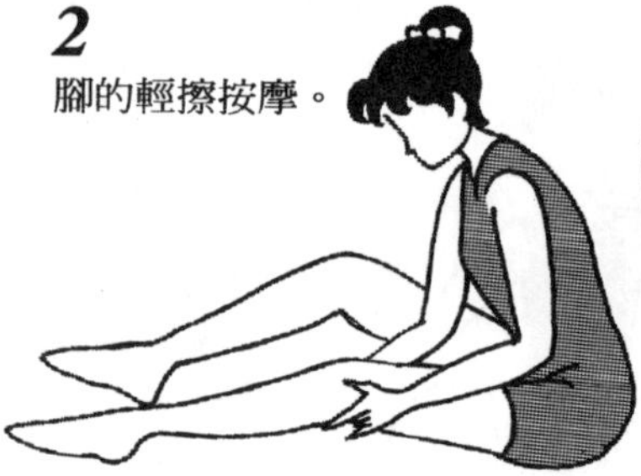

3

腳的伸展運動。

伸直到感覺舒服的位置
，慢慢地數到10。

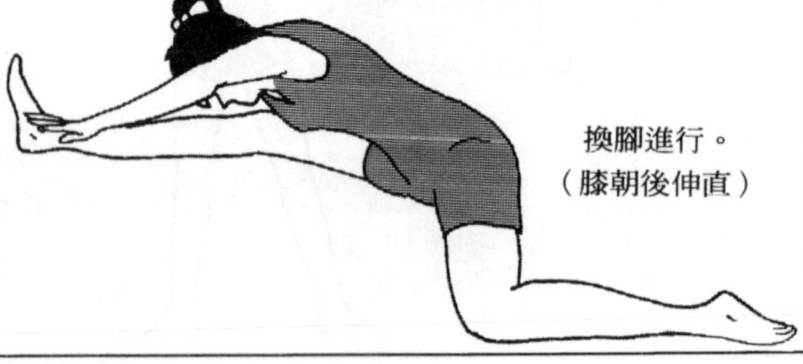

換腳進行。
（膝朝後伸直）

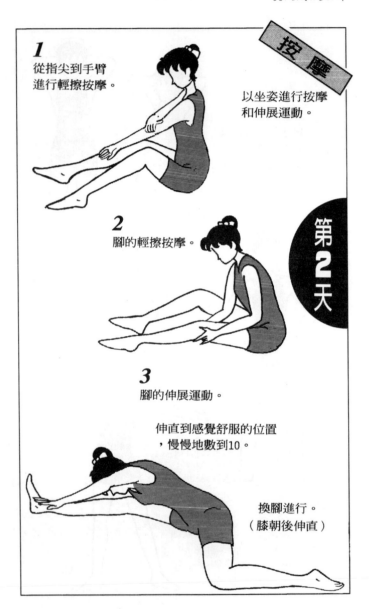

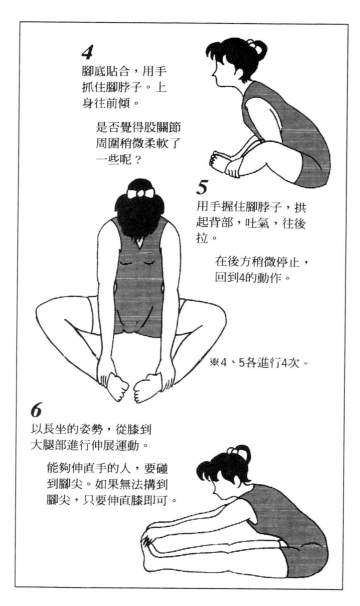

4

腳底貼合，用手抓住腳脖子。上身往前傾。

是否覺得股關節周圍稍微柔軟了一些呢？

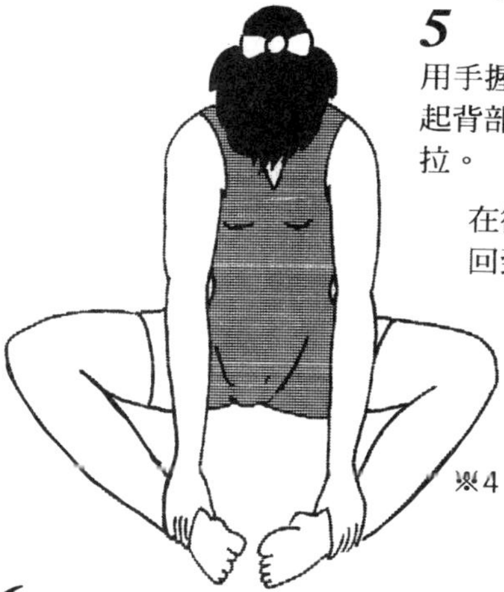

5

用手握住腳脖子，拱起背部，吐氣，往後拉。

在後方稍微停止，回到4的動作。

※4、5各進行4次。

6

以長坐的姿勢，從膝到大腿部進行伸展運動。

能夠伸直手的人，要碰到腳尖。如果無法搆到腳尖，只要伸直膝即可。

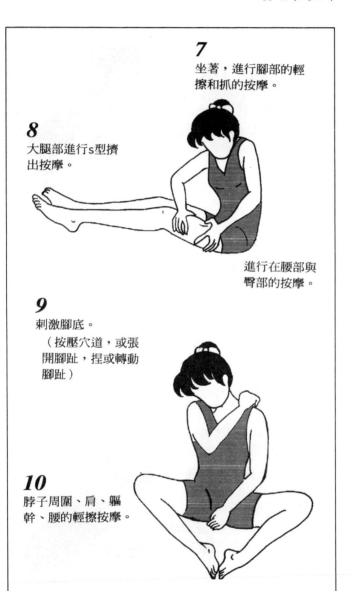

7

坐著，進行腳部的輕擦和抓的按摩。

8

大腿部進行s型擠出按摩。

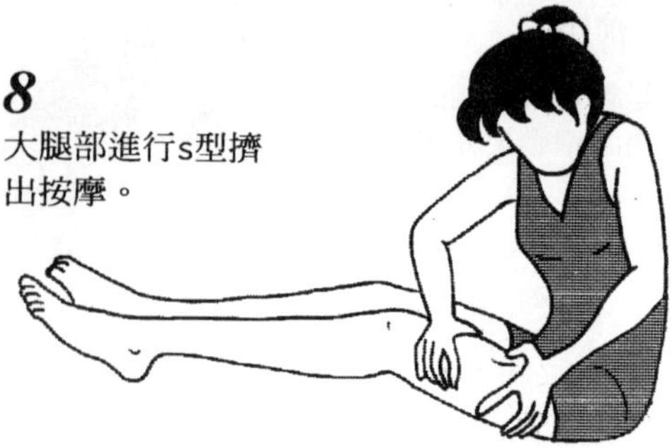

進行在腰部與臀部的按摩。

9

刺激腳底。

（按壓穴道，或張開腳趾，捏或轉動腳趾）

10

脖子周圍、肩、軀幹、腰的輕擦按摩。

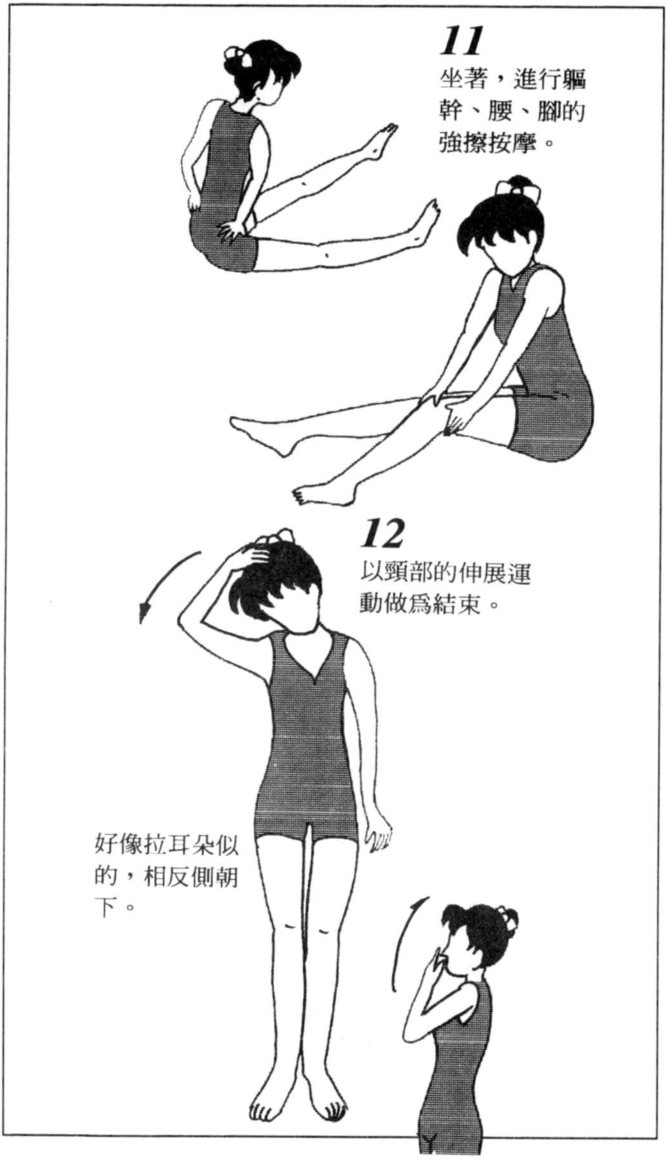
11
坐著，進行軀幹、腰、腳的強擦按摩。
12
以頸部的伸展運動做爲結束。
好像拉耳朵似的，相反側朝下。

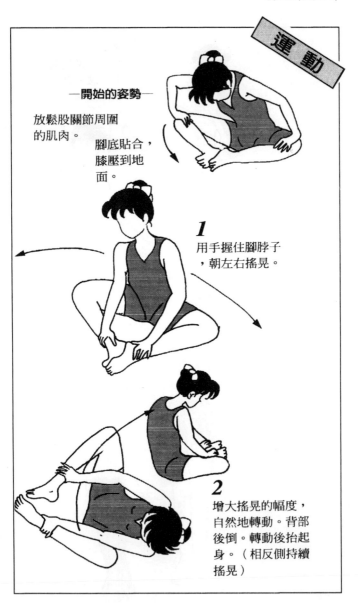

運動

—開始的姿勢—

放鬆股關節周圍的肌肉。

腳底貼合，膝壓到地面。

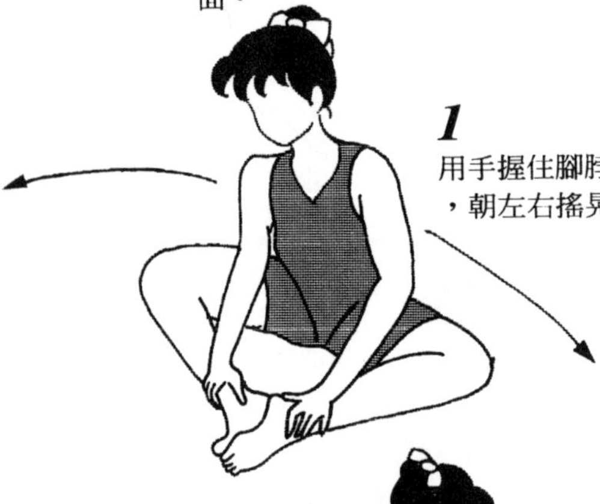

1

用手握住腳脖子，朝左右搖晃。

2

增大搖晃的幅度，自然地轉動。背部後倒。轉動後抬起身。（相反側持續搖晃）

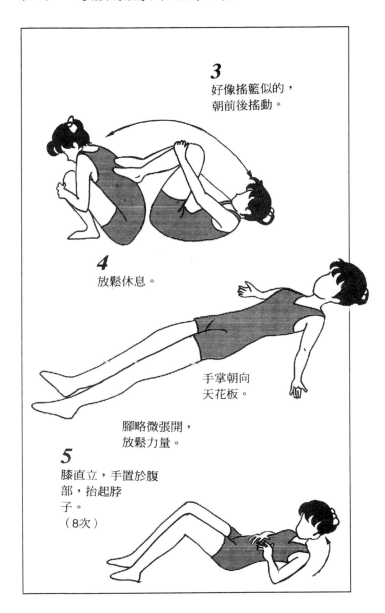

3

好像搖籃似的，
朝前後搖動。

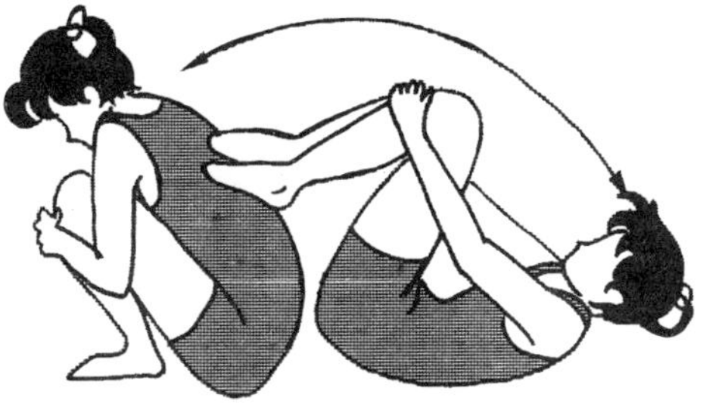

4

放鬆休息。

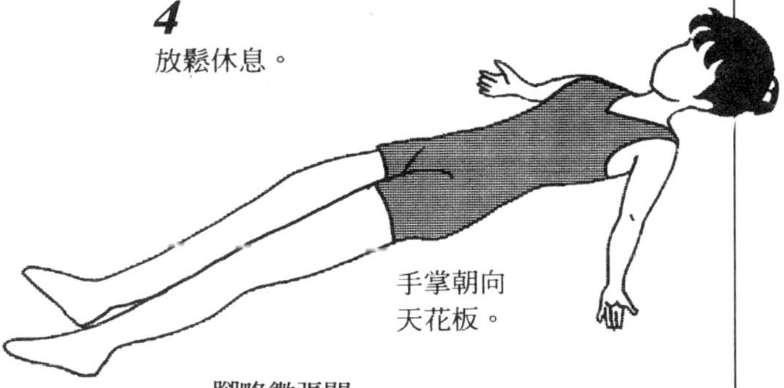

5

膝直立，手置於腹
部，抬起脖
子。
（8次）

6

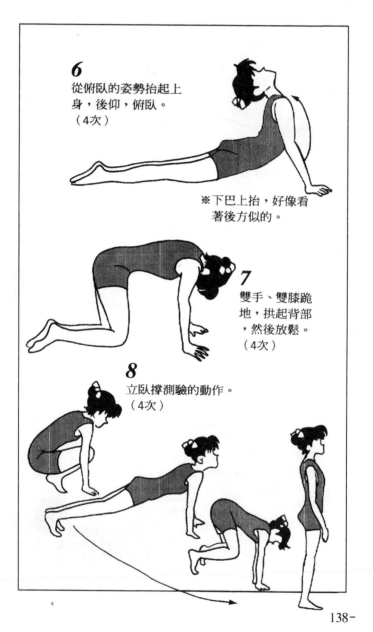

從俯臥的姿勢抬起上身，後仰，俯臥。（4次）

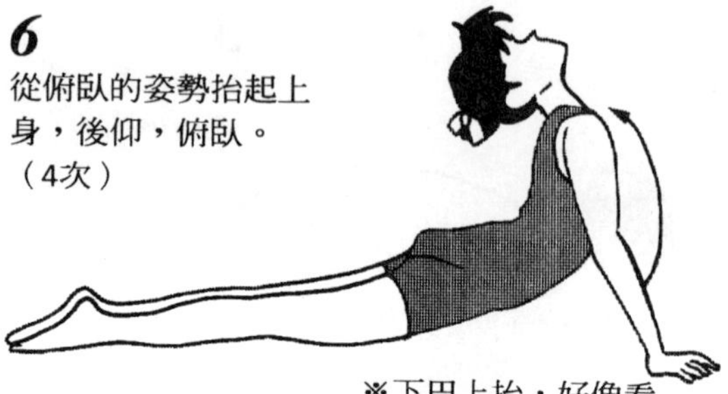

※下巴上抬，好像看著後方似的。

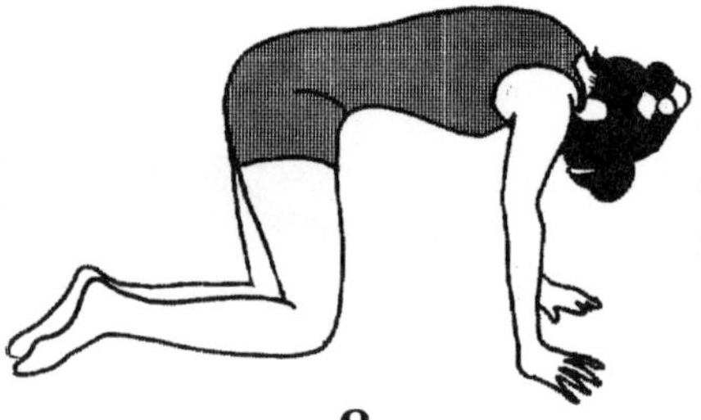

7

雙手、雙膝跪地，拱起背部，然後放鬆。（4次）

8

立臥撐測驗的動作。（4次）

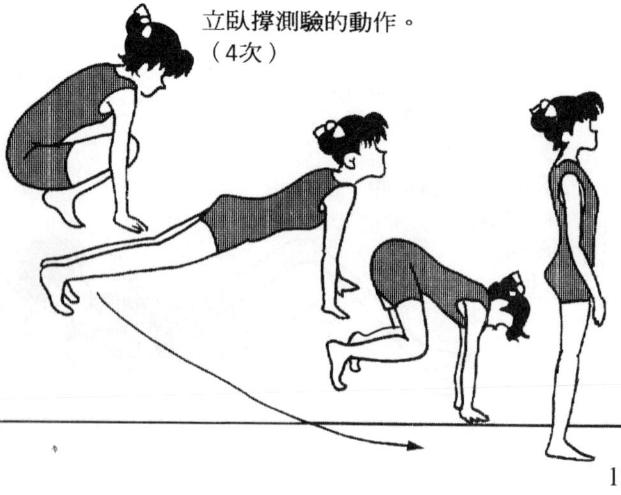

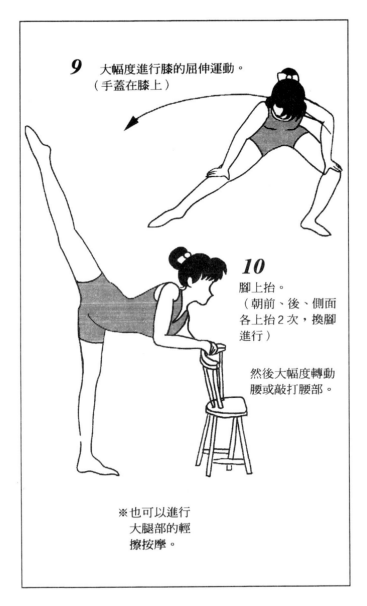

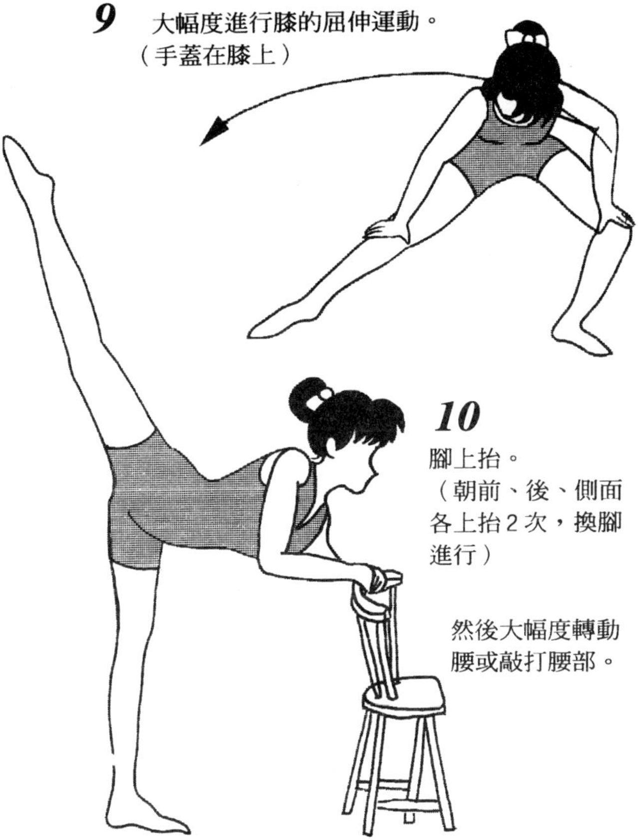
9
大幅度進行膝的屈伸運動。
（手蓋在膝上）
10
腳上抬。
（朝前、後、側面
各上抬２次，換腳
進行）
然後大幅度轉動
腰或敲打腰部。
※也可以進行
大腿部的輕
擦按摩。

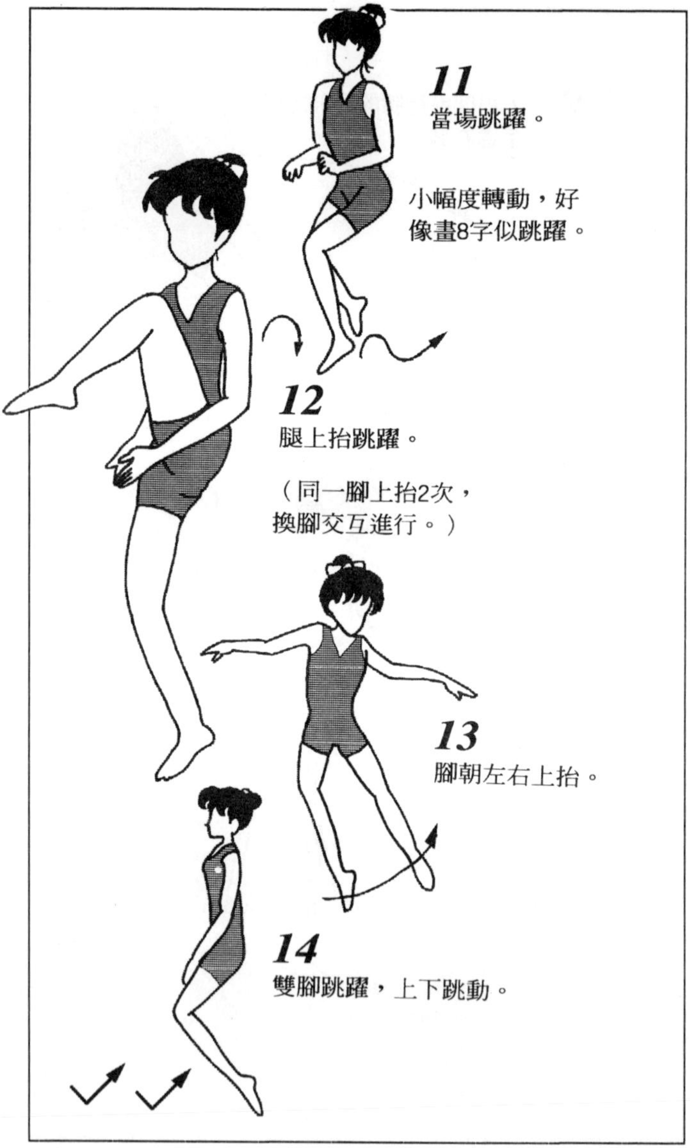

11

當場跳躍。

小幅度轉動，好
像畫8字似跳躍。

12

腿上抬跳躍。

（同一腳上抬2次，
換腳交互進行。）

13

腳朝左右上抬。

14

雙腳跳躍，上下跳動。

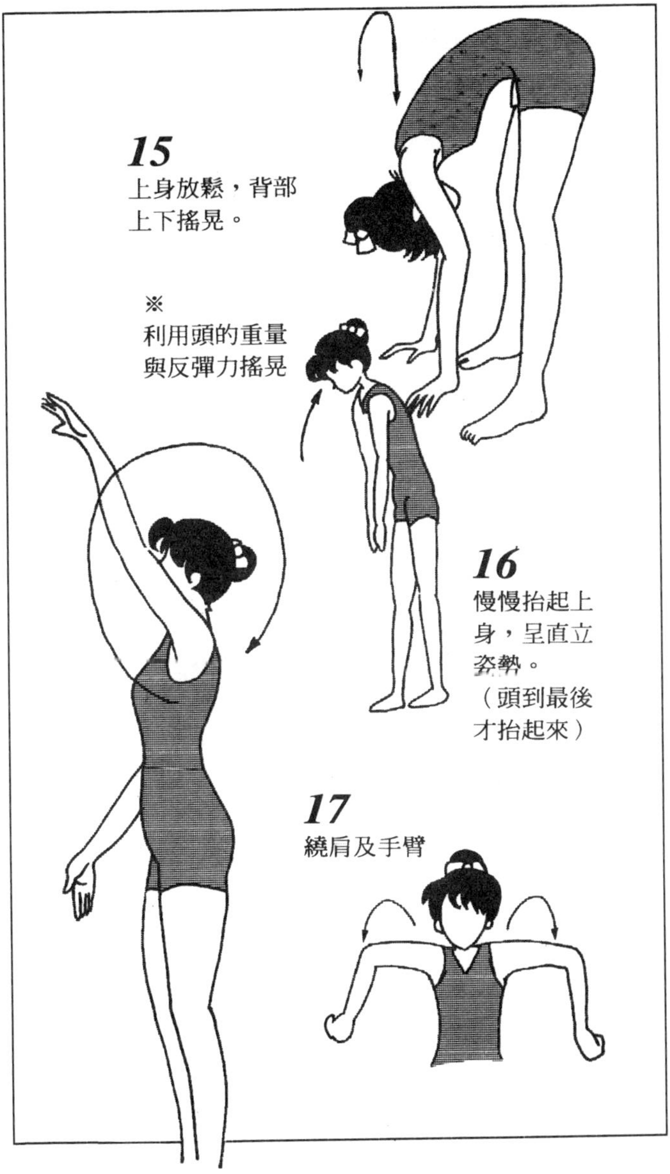
15
上身放鬆，背部
上下搖晃。
※
利用頭的重量
與反彈力搖晃
16
慢慢抬起上
身，呈直立
姿勢。
（頭到最後
才抬起來）
17
繞肩及手臂

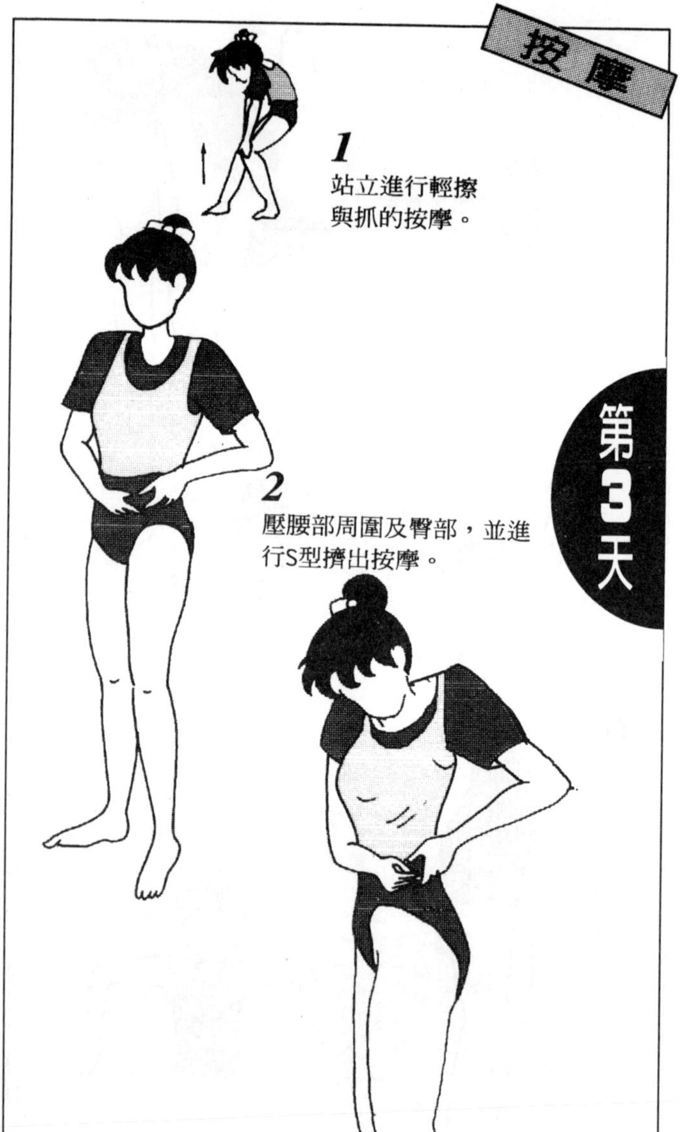
按 摩
1
站立進行輕擦
與抓的按摩。
2
壓腰部周圍及臀部，並進
行S型擠出按摩。
第3天

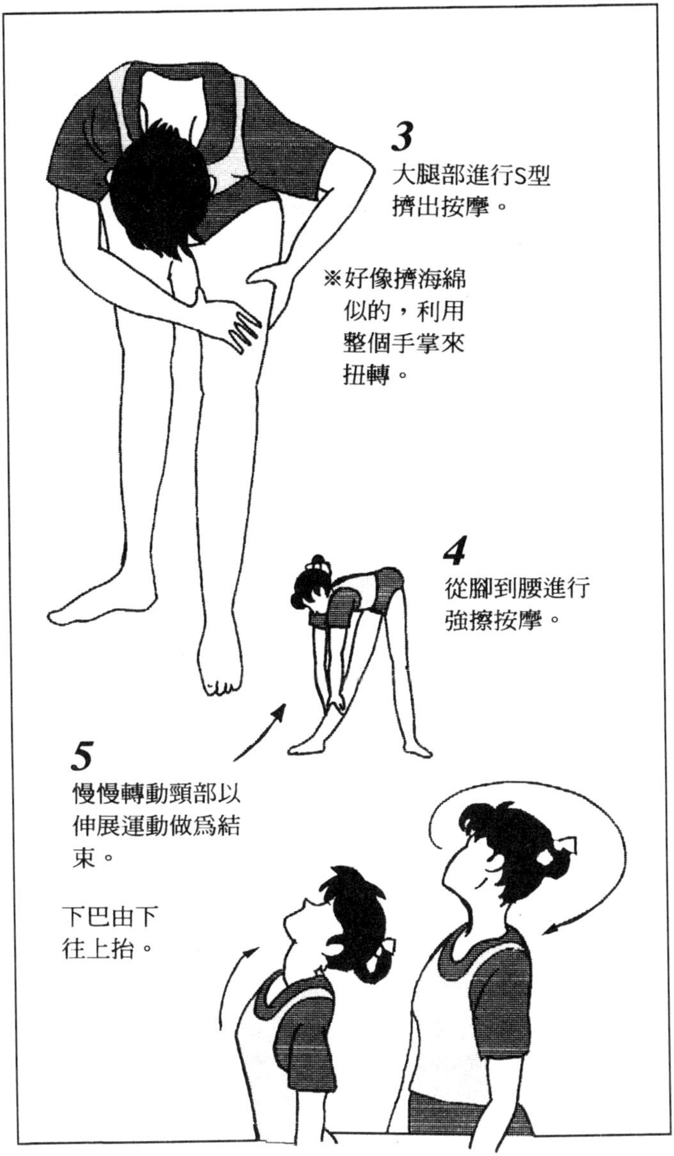
3
大腿部進行S型
擠出按摩。
※好像擠海綿
似的，利用
整個手掌來
扭轉。
4
從腳到腰進行
強擦按摩。
5
慢慢轉動頸部以
伸展運動做爲結
束。
下巴由下
往上抬。

運動

——開始的姿勢——

1

握住腳脖子，拱起背部，往後拉。其次，伸直背部，往前傾。

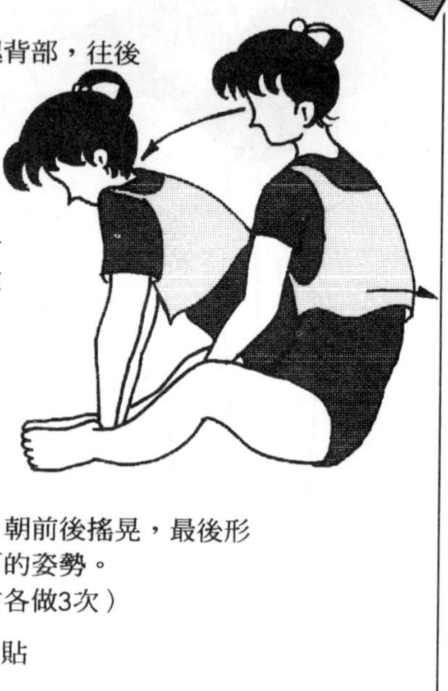

（一邊吐氣，一邊放鬆力量，做10次）

2

朝左右搖晃，用背部扭轉。（各做3次）

3

曲膝，朝前後搖晃，最後形成蹲下的姿勢。（左右各做3次）

4

放鬆力量，背脊貼地放鬆。

5

腳稍微張開，膝直立，抬起頸部。

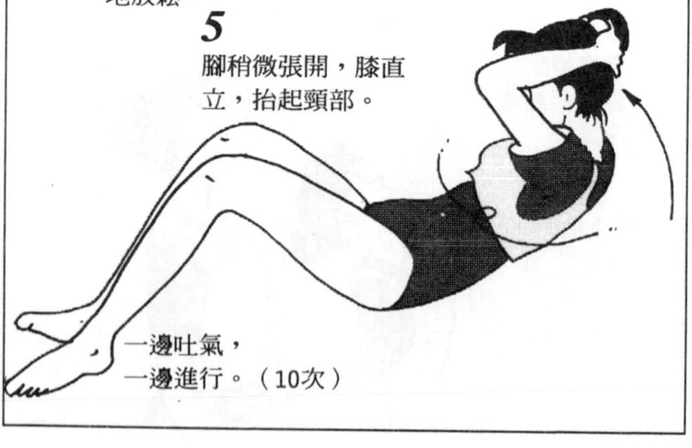

一邊吐氣，一邊進行。（10次）

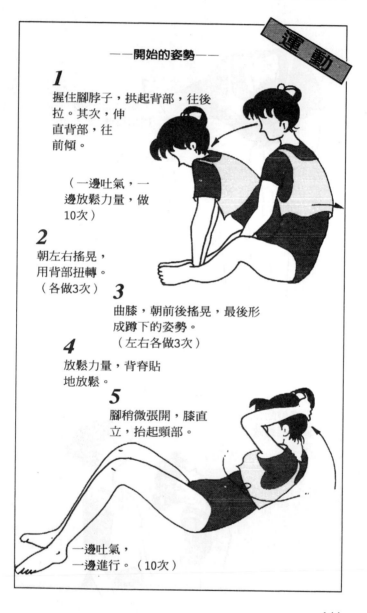

6

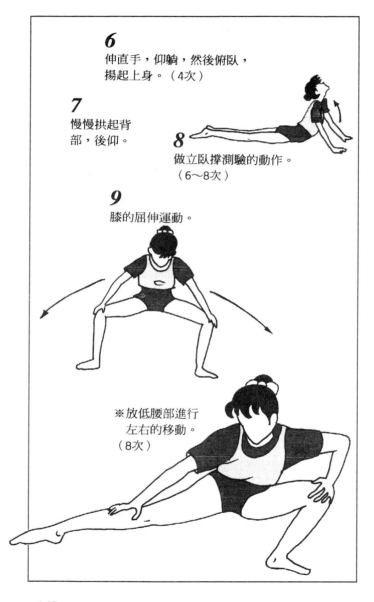

伸直手，仰躺，然後俯臥，
揚起上身。（4次）

7

慢慢拱起背
部，後仰。

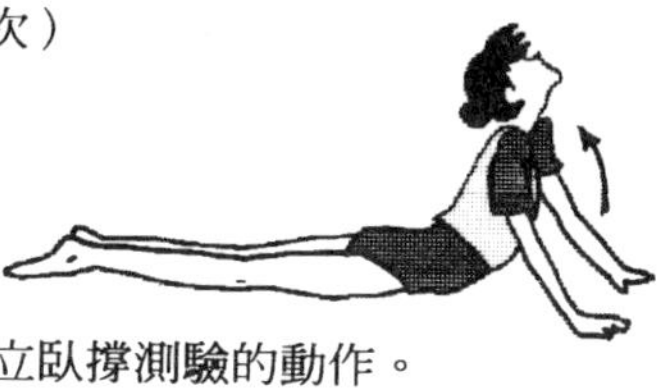

8

做立臥撐測驗的動作。
（6～8次）

9

膝的屈伸運動。

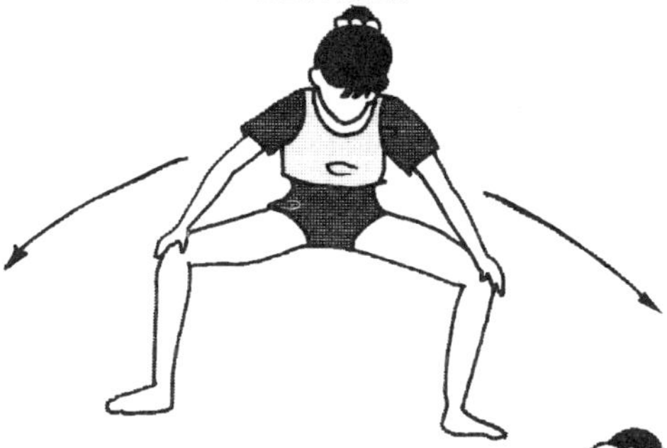

※放低腰部進行
左右的移動。
（8次）

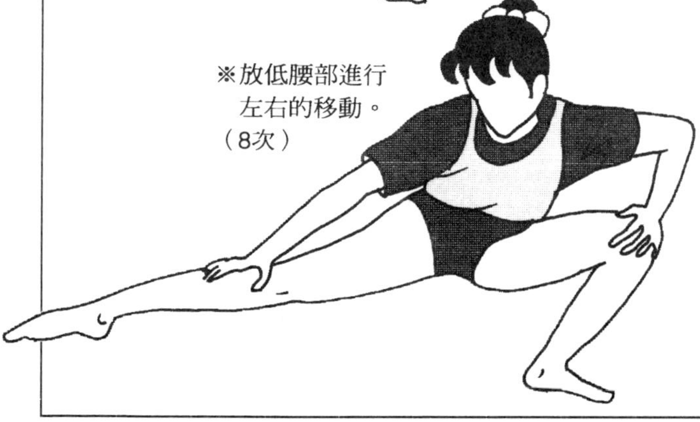

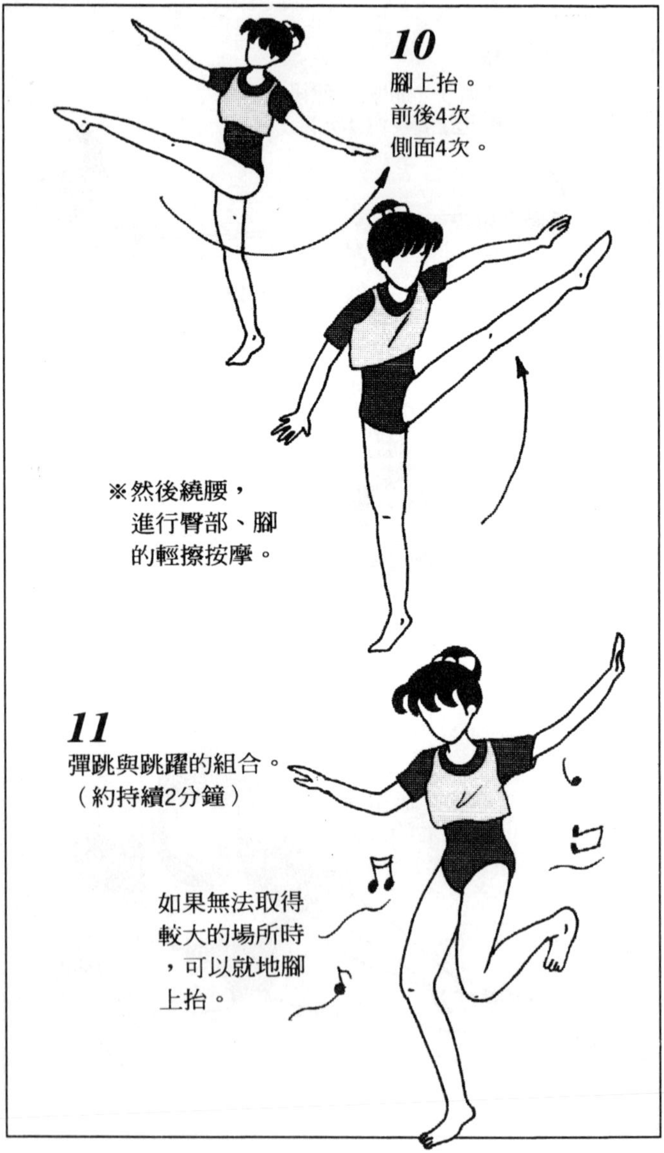
10
腳上抬。
前後4次
側面4次。
※然後繞腰，
進行臀部、腳
的輕擦按摩。
11
彈跳與跳躍的組合。
（約持續2分鐘）
如果無法取得
較大的場所時
，可以就地腳
上抬。

12

放鬆上身，搖擺。

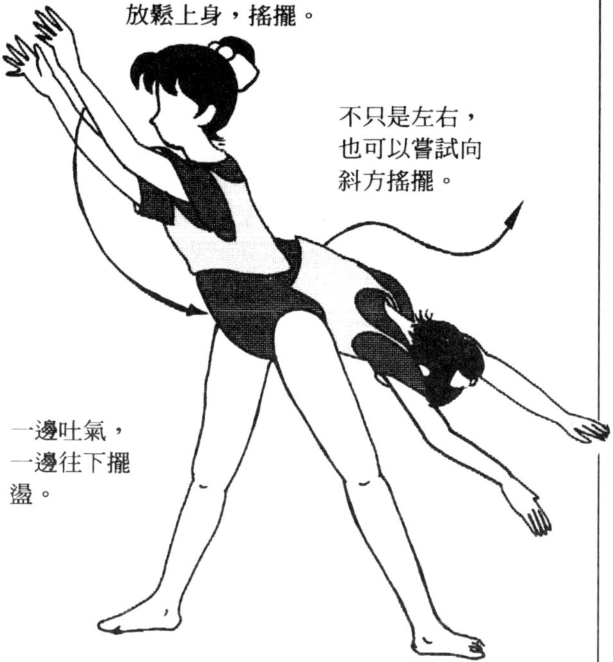

不只是左右，
也可以嘗試向
斜方搖擺。

一邊吐氣，
一邊往下擺
盪。

13

肩上抬，繞肩及手臂。

※坐著進行手和
腳的輕擦按摩
。

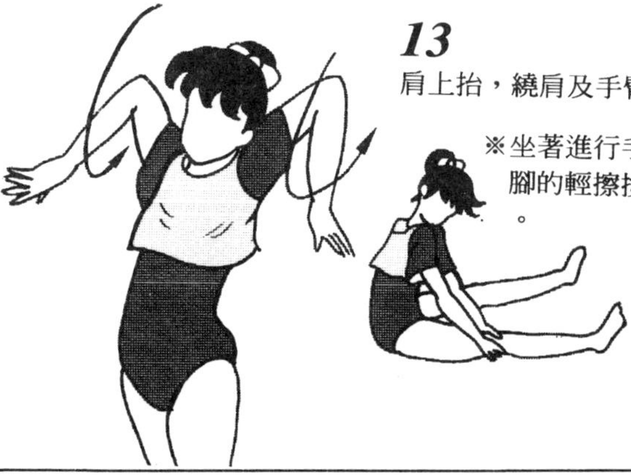

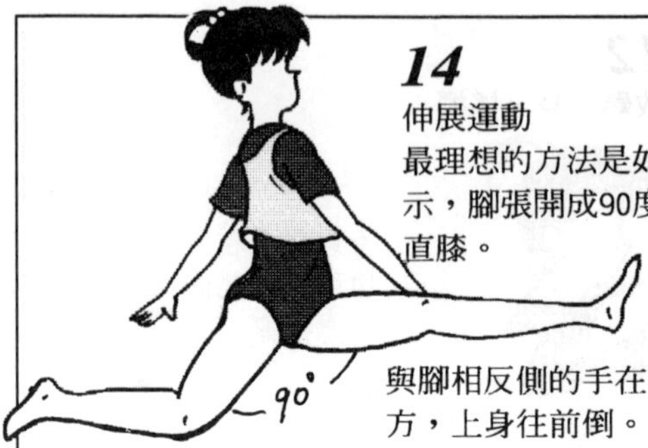

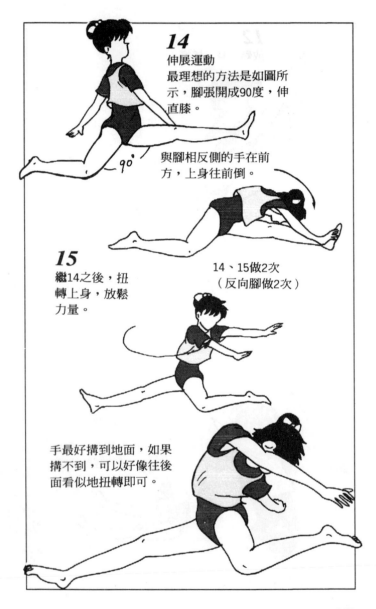

14

伸展運動

最理想的方法是如圖所示，腳張開成90度，伸直膝。

與腳相反側的手在前方，上身往前倒。

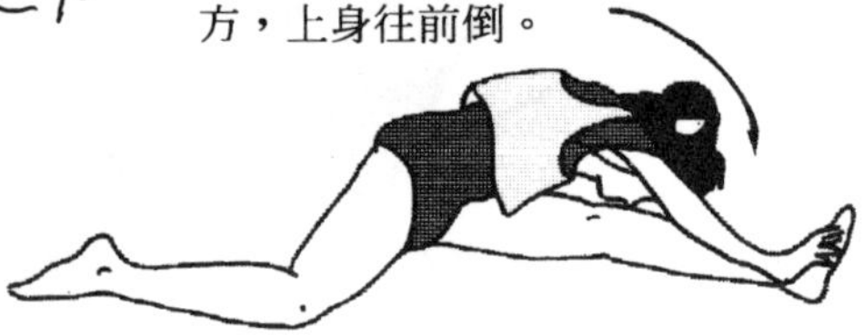

15

繼14之後，扭轉上身，放鬆力量。

14、15做2次

（反向腳做2次）

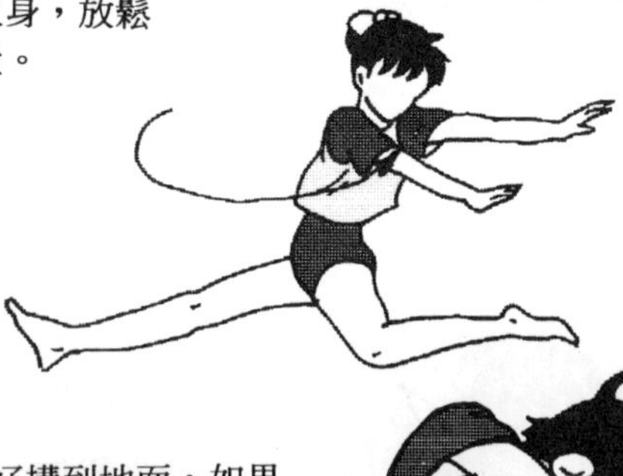

手最好搆到地面，如果搆不到，可以好像往後面看似地扭轉即可。

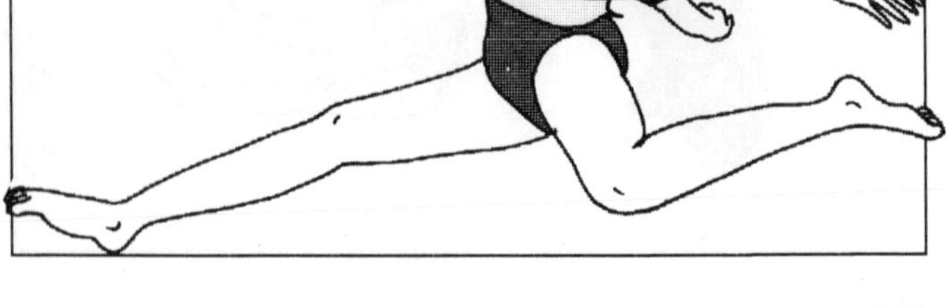

16

腳跟置於臀部側面，
慢慢地躺下。

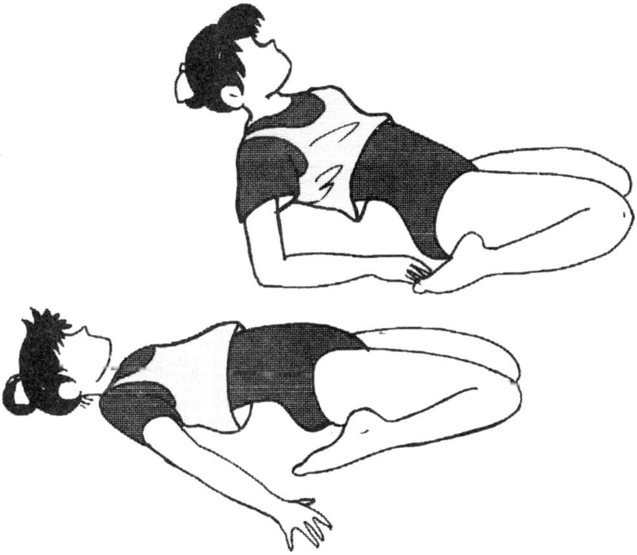

※當大腿部出現拉
扯痛時，不要勉
力而爲，適可而
止。

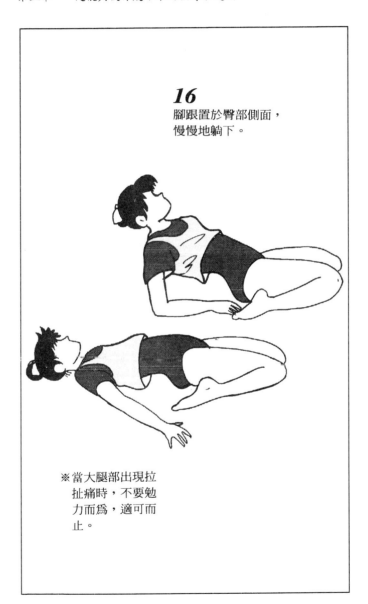

按摩

第4天

——進行與第3天相同的運動—

1
站立進行輕擦與
抓的按摩。

2
壓腰部周圍與臀部並
進行S型擠出按摩。

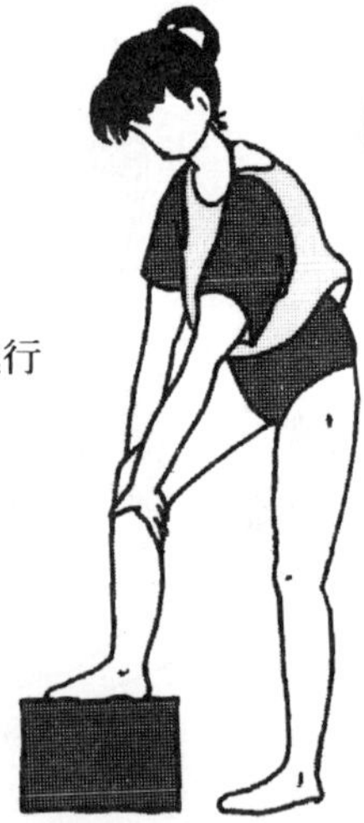

3
大腿部進行S
型擠出按摩。

4
從腳到腰進行
強擦按摩。

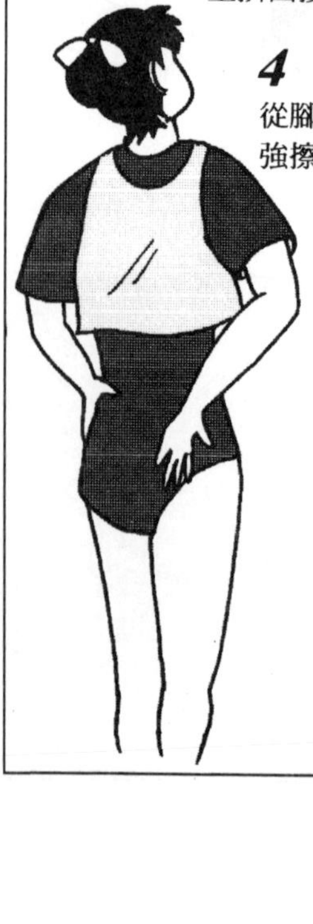

5
慢慢轉動頸部以
伸展運動做爲結
束。

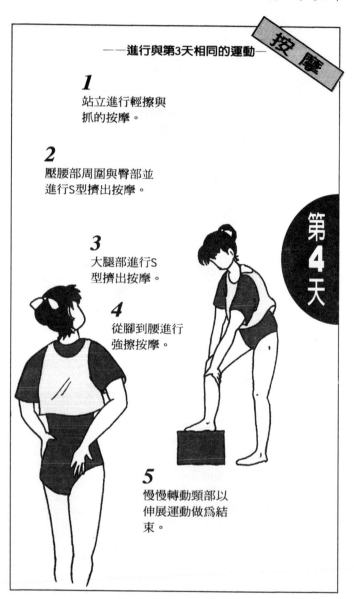

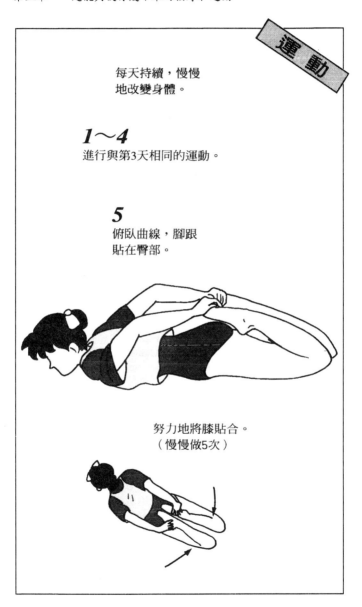

運動

每天持續，慢慢
地改變身體。

1～4

進行與第3天相同的運動。

5

俯臥曲線，腳跟
貼在臀部。

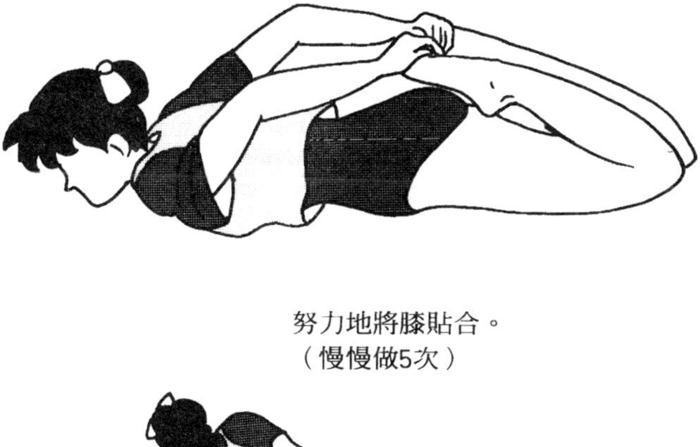

努力地將膝貼合。
（慢慢做5次）

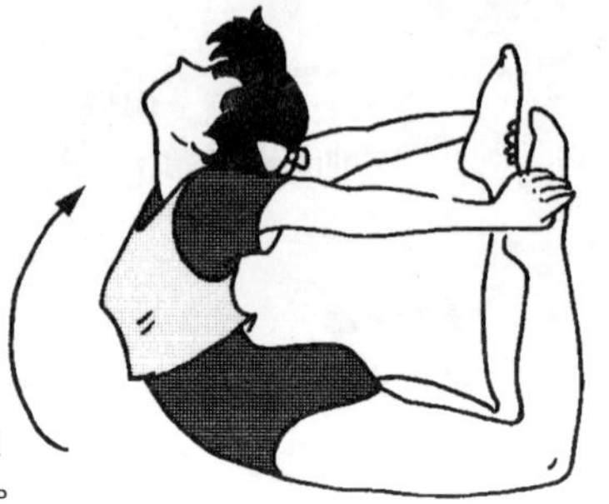

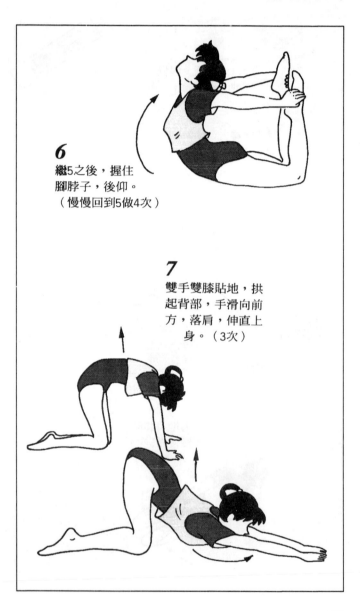

6

繼5之後，握住
腳脖子，後仰。
（慢慢回到5做4次）

7

雙手雙膝貼地，拱
起背部，手滑向前
方，落肩，伸直上
身。（3次）

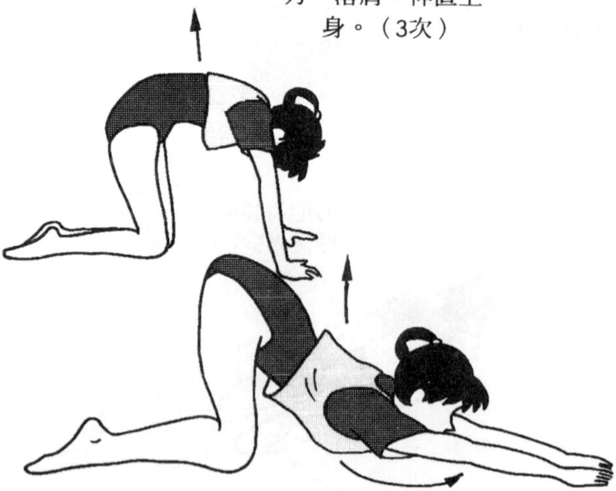

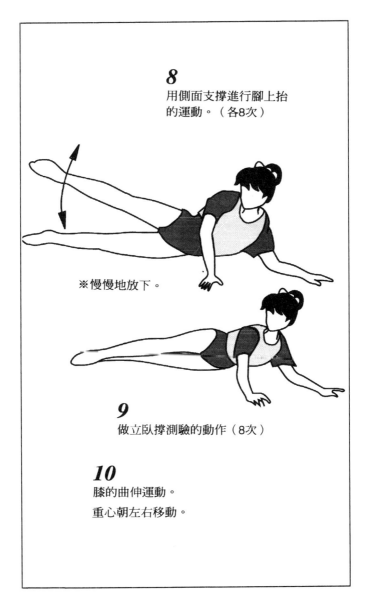

8

用側面支撐進行腳上抬的運動。（各8次）

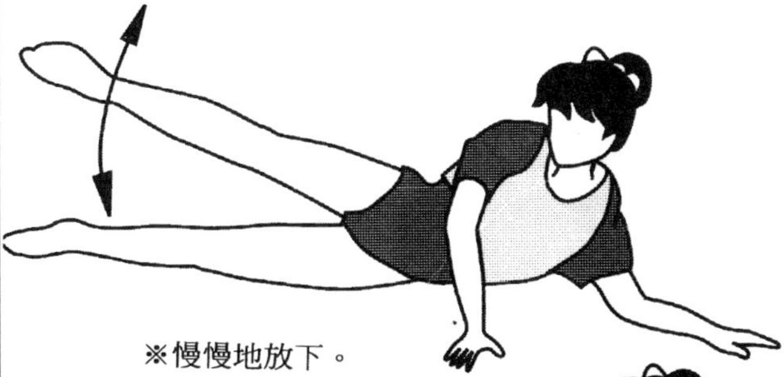

※慢慢地放下。

9

做立臥撐測驗的動作（8次）

10

膝的曲伸運動。

重心朝左右移動。

11

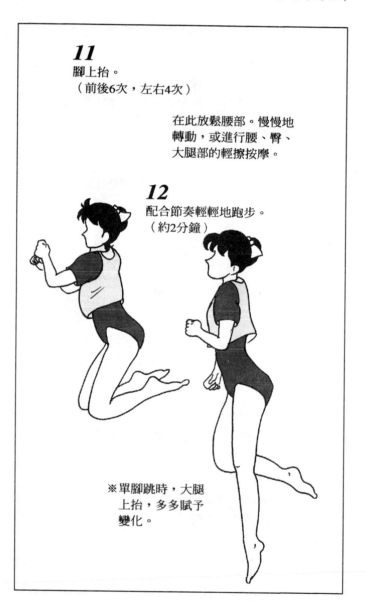

腳上抬。
（前後6次，左右4次）

在此放鬆腰部。慢慢地轉動，或進行腰、臀、大腿部的輕擦按摩。

12

配合節奏輕輕地跑步。
（約2分鐘）

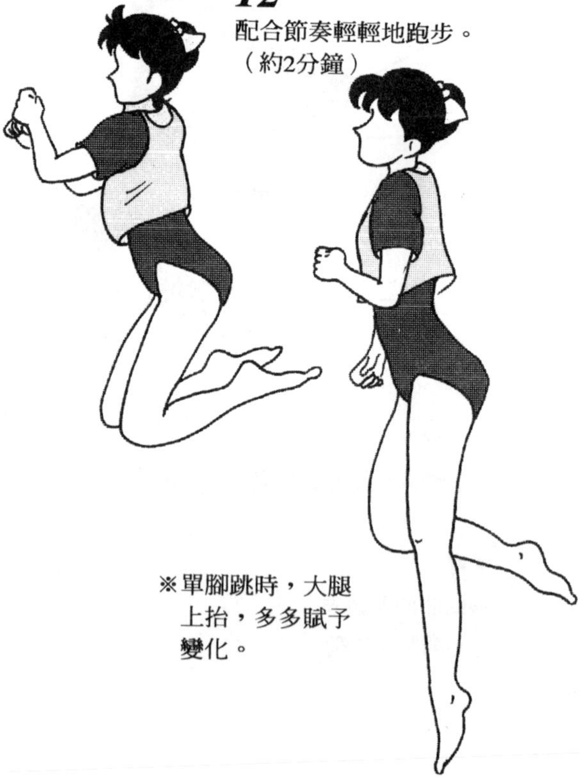

※單腳跳時，大腿上抬，多多賦予變化。

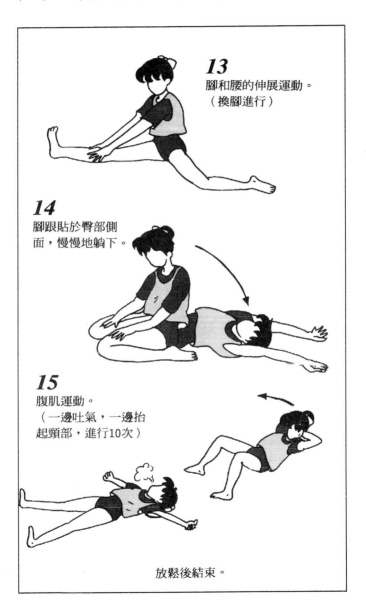

13

腳和腰的伸展運動。
（換腳進行）

14

腳跟貼於臀部側
面，慢慢地躺下。

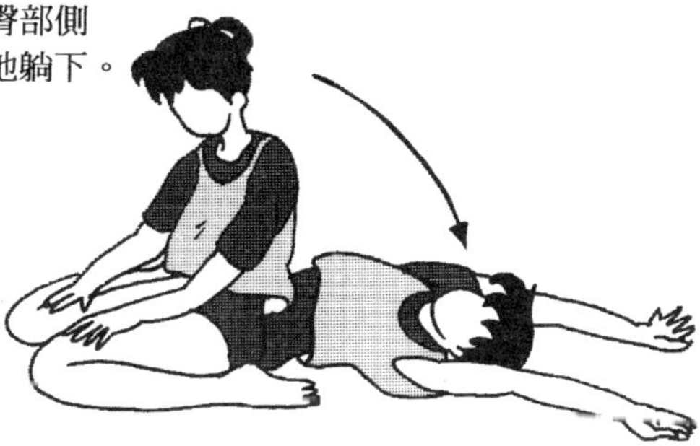

15

腹肌運動。
（一邊吐氣，一邊抬
起頸部，進行10次）

放鬆後結束。

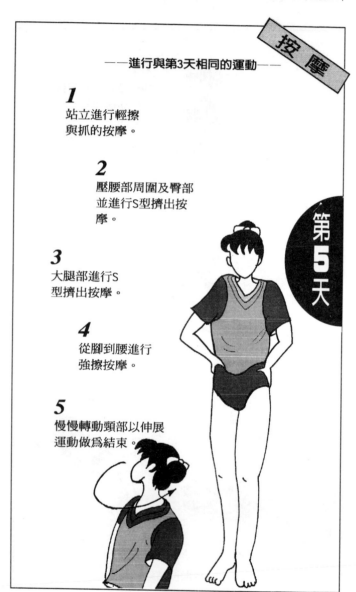

按摩

第5天

——進行與第3天相同的運動——

1

站立進行輕擦
與抓的按摩。

2

壓腰部周圍及臀部
並進行S型擠出按
摩。

3

大腿部進行S
型擠出按摩。

4

從腳到腰進行
強擦按摩。

5

慢慢轉動頸部以伸展
運動做為結束。

運動

1〜10
進行與第4天相同的運動。

11
腳上抬。
（前後8次，左右8次）

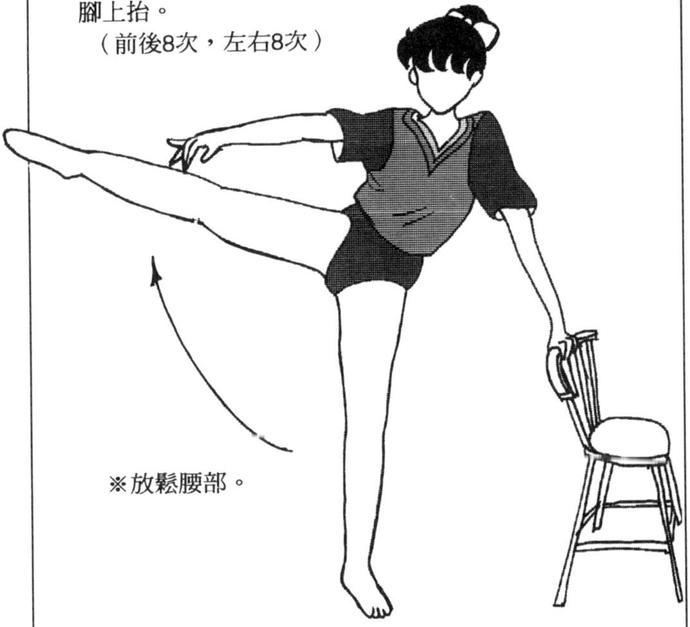

※放鬆腰部。

12
有節奏地跑步。
（約2分鐘）

13〜15
進行與第4天相同的運動。

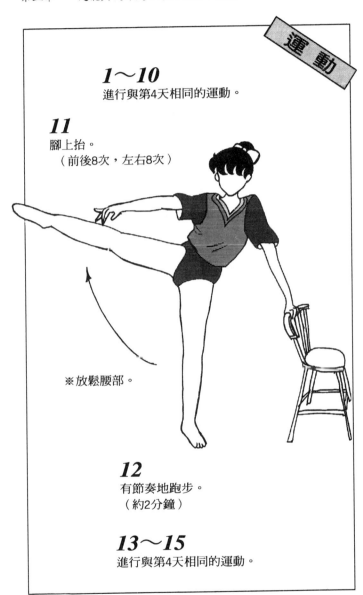

按摩

第6天

1

站立進行輕擦與抓的按摩。

2

壓腰部、臀部、大腿部並進行S型擠出按摩。

3

大腿部進行S 型擠出按摩。

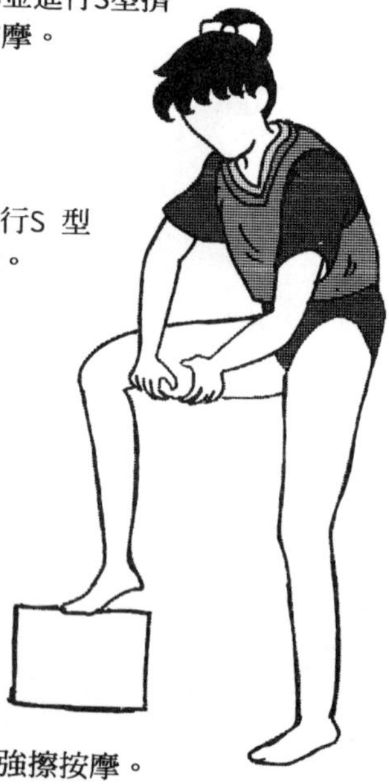

捏出的脂肪好像畫S型似的。

4

坐著進行強擦按摩。

5

搖晃上身放鬆。

6

轉動頸部，放鬆肩膀後結束。

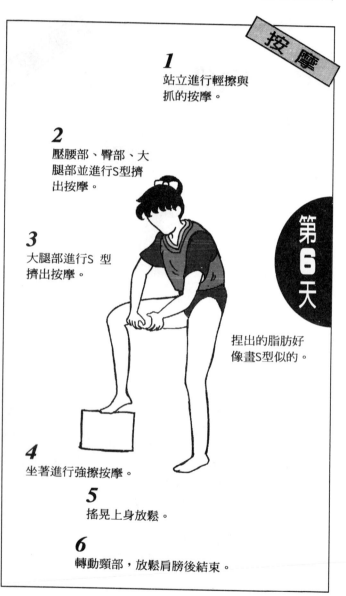

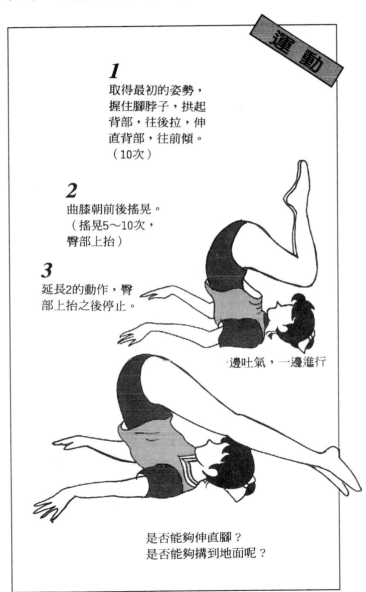

運動

1

取得最初的姿勢，
握住腳脖子，拱起
背部，往後拉，伸
直背部，往前傾。
（10次）

2

曲膝朝前後搖晃。
（搖晃5～10次，
臀部上抬）

3

延長2的動作，臀
部上抬之後停止。

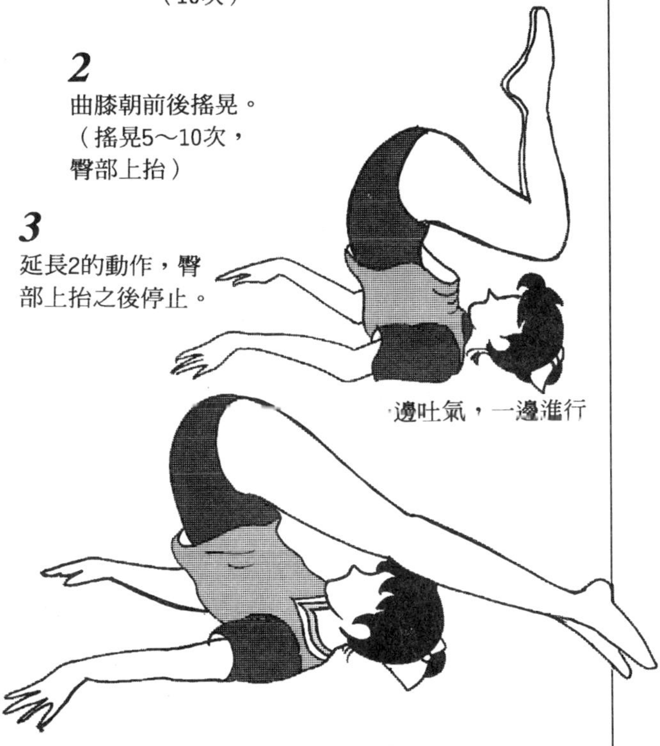

邊吐氣，一邊進行

是否能夠伸直腳？
是否能夠搆到地面呢？

4

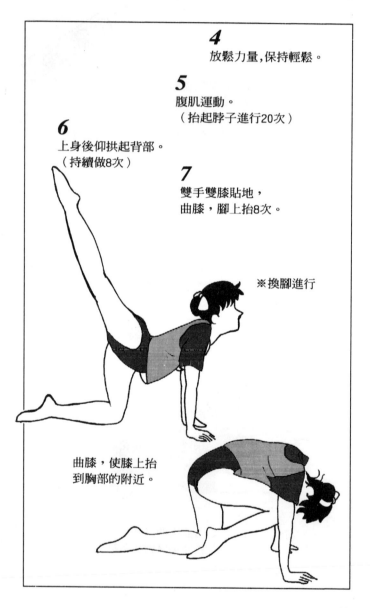

放鬆力量,保持輕鬆。

5

腹肌運動。
（抬起脖子進行20次）

6

上身後仰拱起背部。
（持續做8次）

7

雙手雙膝貼地，
曲膝，腳上抬8次。

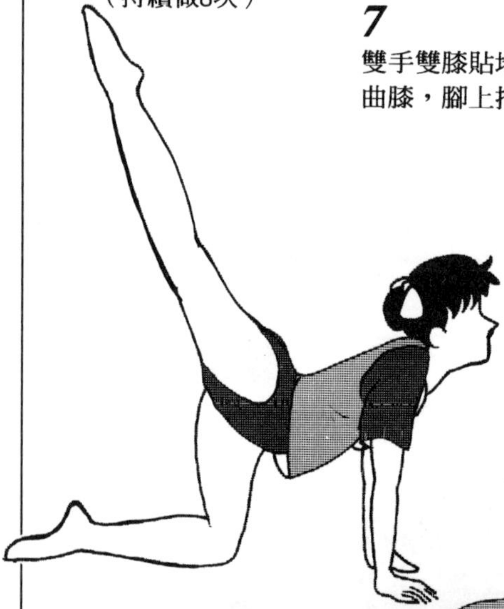

※換腳進行

曲膝，使膝上抬
到胸部的附近。

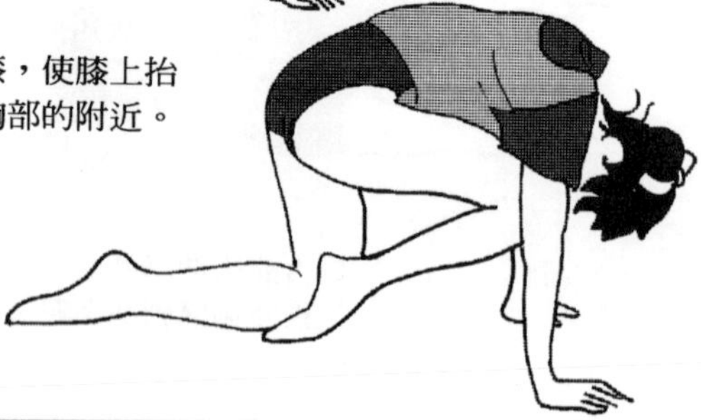

8

稍微快速地進行8次
立臥撐測驗的動作。

9

放低腰部，移動重心。
（左右各8次）

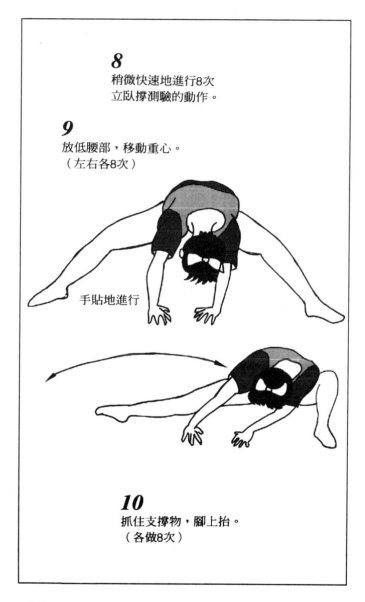

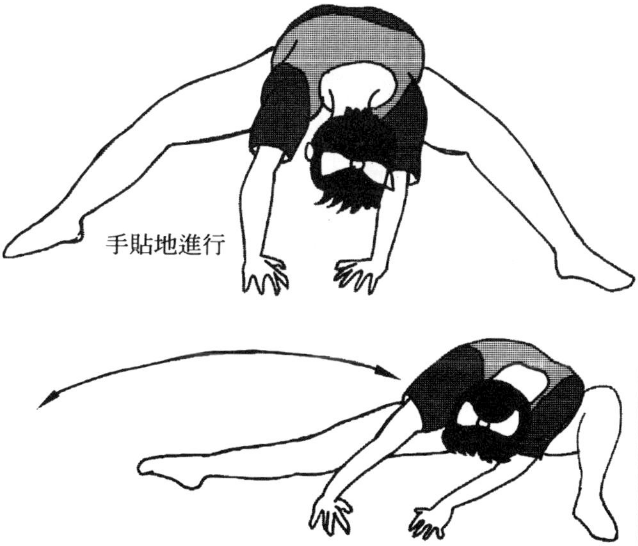

10

抓住支撐物，腳上抬。
（各做8次）

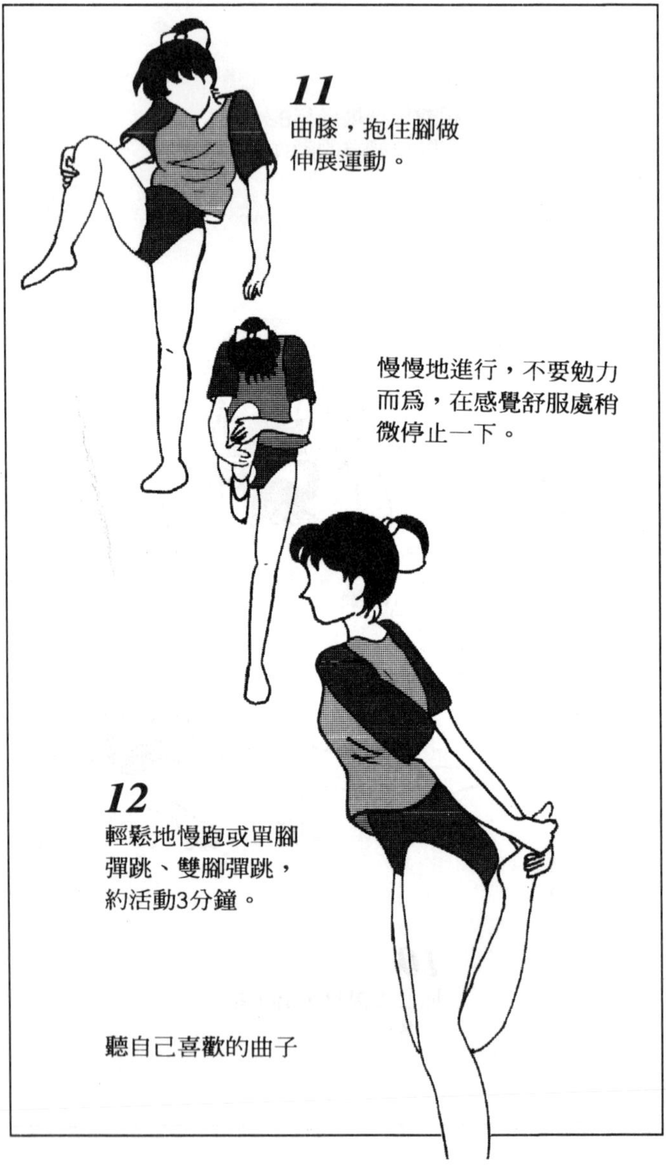
11
曲膝，抱住腳做
伸展運動。
慢慢地進行，不要勉力
而為，在感覺舒服處稍
微停止一下。
12
輕鬆地慢跑或單腳
彈跳、雙腳彈跳，
約活動3分鐘。
聽自己喜歡的曲子

13

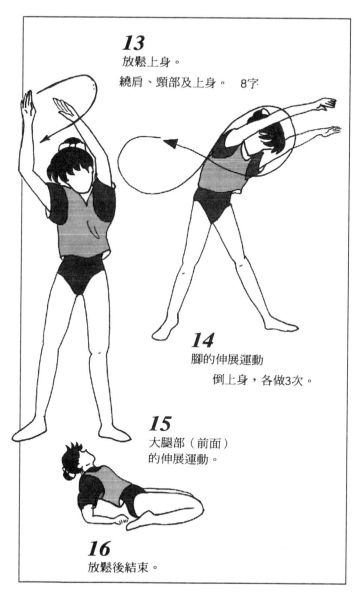

放鬆上身。

繞肩、頸部及上身。 8字

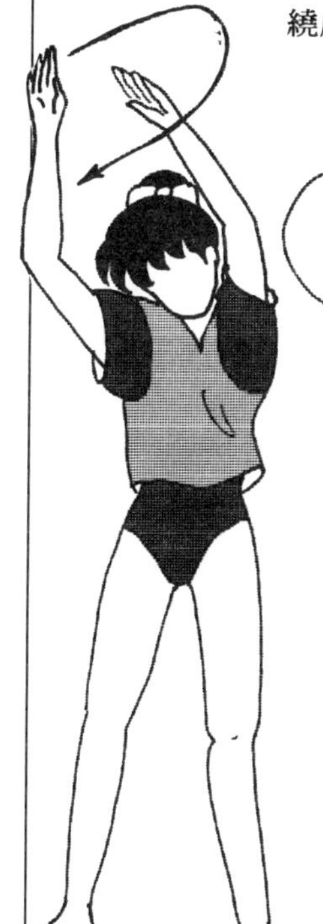

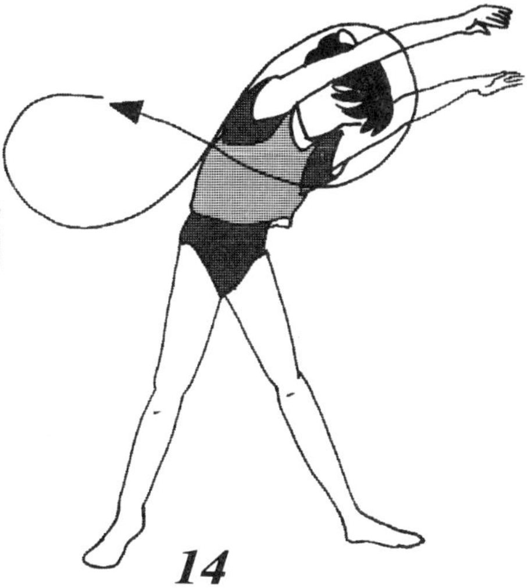

14

腳的伸展運動

倒上身，各做3次。

15

大腿部（前面）

的伸展運動。

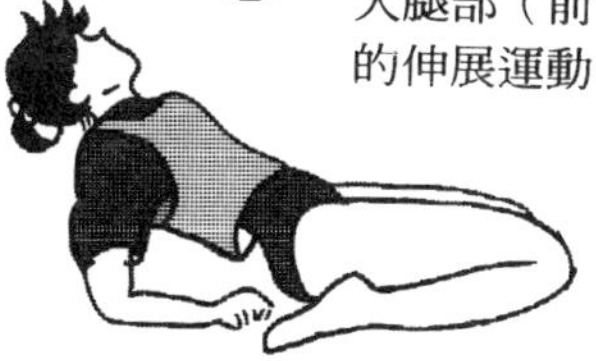

16

放鬆後結束。

按摩

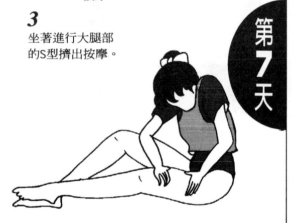

第7天

——進行與第6天相同的運動——

1

站立進行輕擦
與抓的按摩。

2

壓腰部、臀部、大
腿部並進行S 型擠出
按摩。

3

坐著進行大腿部
的S型擠出按摩。

4

坐著進行強擦按摩。

5

搖晃上身放輕鬆。

6

轉動頸部，放鬆
肩膀後結束。

運動

1~16

進行與第6天相同的運動。

身體已經逐漸習慣了吧！不要勉強，以輕鬆的心情來活動。

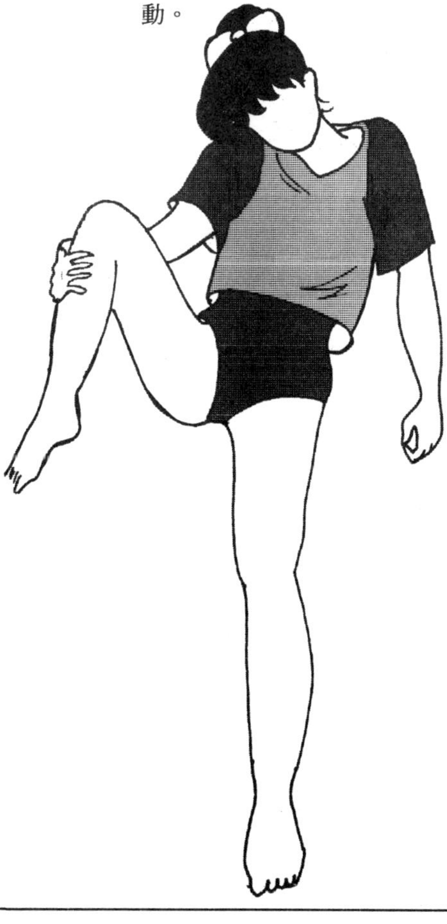

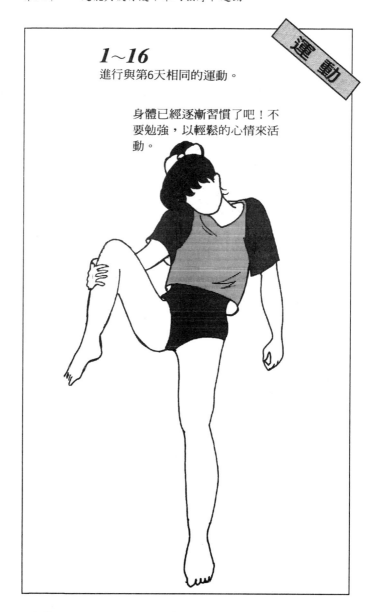

按摩

第8天

——進行與前一天相同的運動——

1

站立進行輕擦
與抓的按摩。

2

壓腰部、臀部、
大腿部並進行S
型擠出按摩。

3

坐著進行大腿部
的S型擠出按摩。

4

坐著進行強擦按摩。

5

搖晃上身，轉動
上身，放輕鬆。

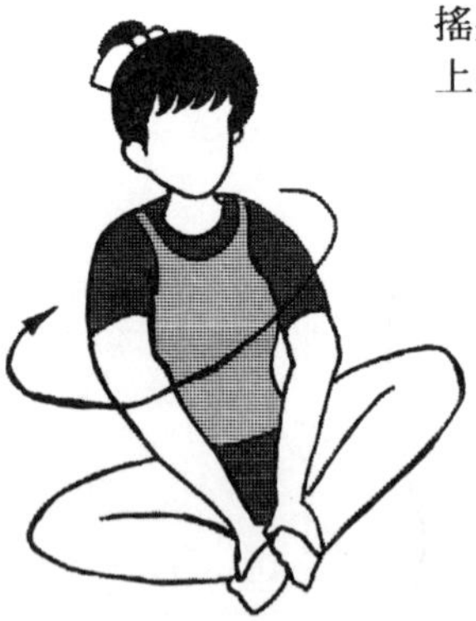

6

轉動頸部，放鬆
肩膀後結束。

運動

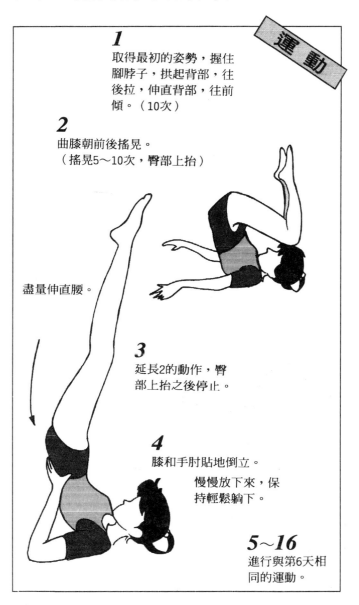

1

取得最初的姿勢，握住腳脖子，拱起背部，往後拉，伸直背部，往前傾。（10次）

2

曲膝朝前後搖晃。
（搖晃5～10次，臀部上抬）

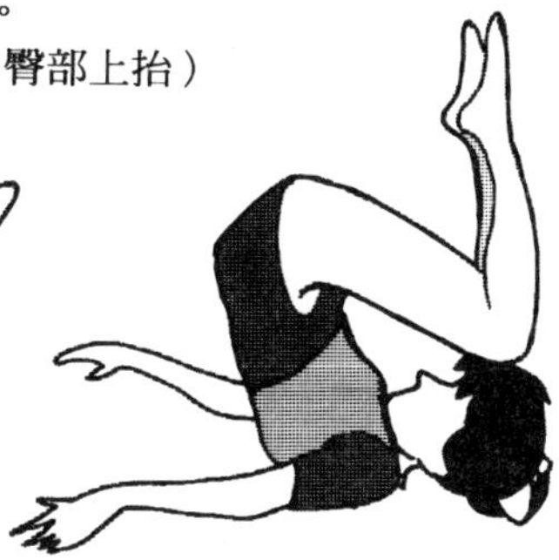

盡量伸直腰。

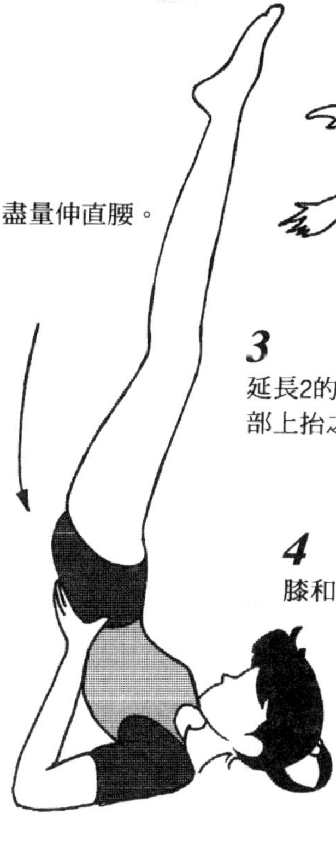

3

延長2的動作，臀部上抬之後停止。

4

膝和手肘貼地倒立。

慢慢放下來，保持輕鬆躺下。

5～16

進行與第6天相同的運動。

按摩

第9天

——進行與前一天相同的運動——

1

站立進行輕擦
與抓的按摩。

2

壓腰部、臀部、大
腿部並進行S型擠
出按摩。

3

坐著進行大腿部的
S型擠出按摩。

4

坐著進行強擦按摩。

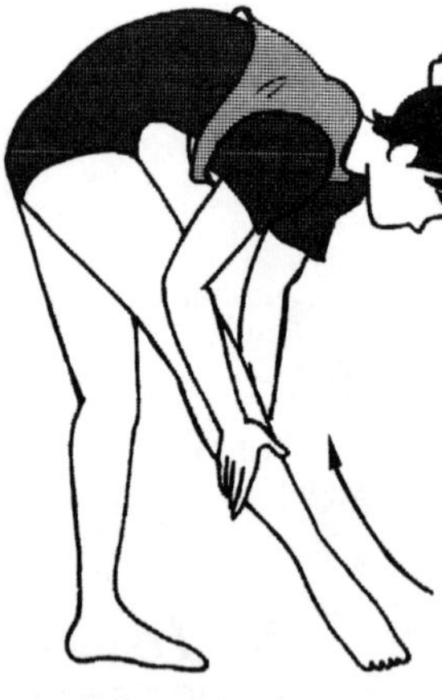

5

搖晃上身，轉動
身體，放輕鬆。

6

轉動頸部，放鬆
肩膀後結束。

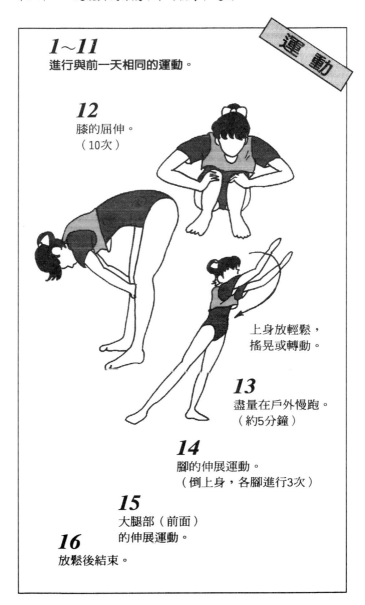

運動

1~11

進行與前一天相同的運動。

12

膝的屈伸。
（10次）

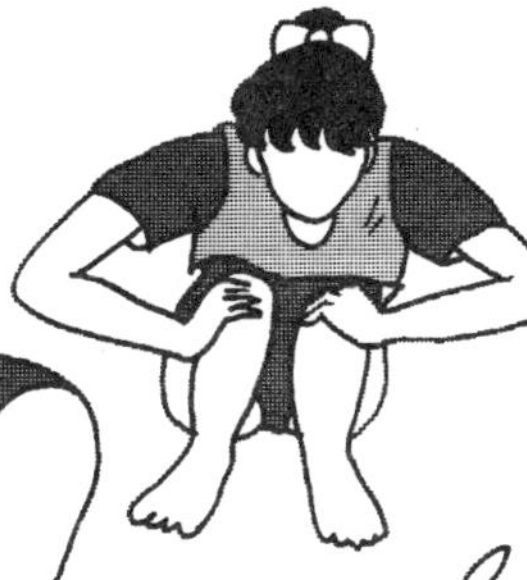

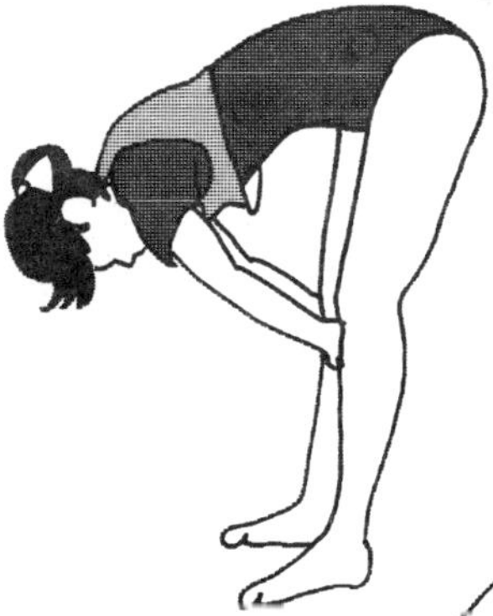

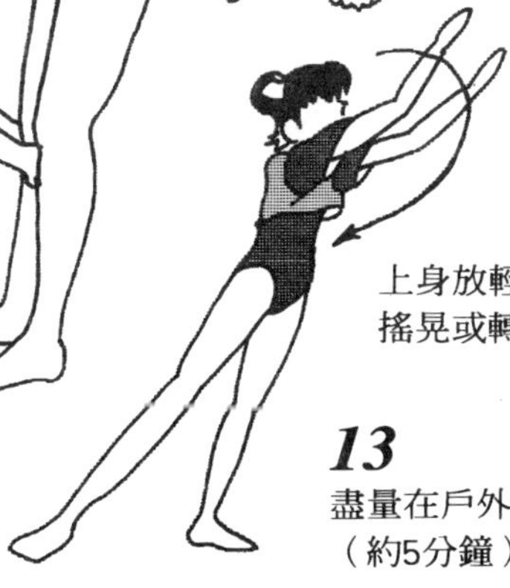

上身放輕鬆，
搖晃或轉動。

13

盡量在戶外慢跑。
（約5分鐘）

14

腳的伸展運動。
（倒上身，各腳進行3次）

15

大腿部（前面）
的伸展運動。

16

放鬆後結束。

按摩

第10天

進入第10天了。
是否養成正確的
按摩習慣呢？

1

手和腳的輕擦按摩。

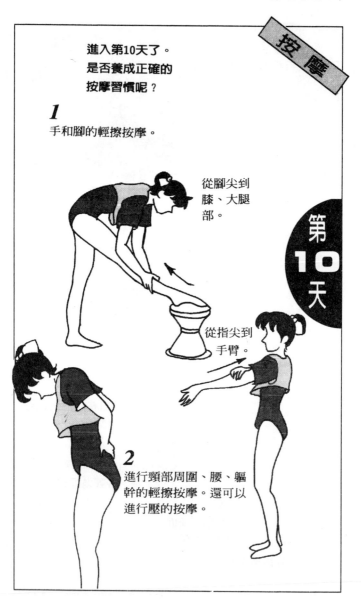

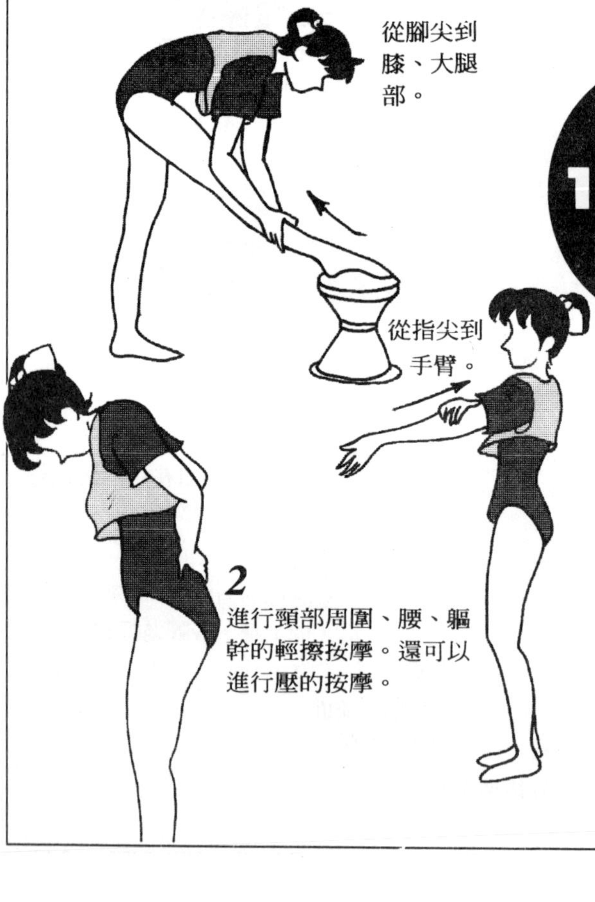

2

進行頸部周圍、腰、軀幹的輕擦按摩。還可以進行壓的按摩。

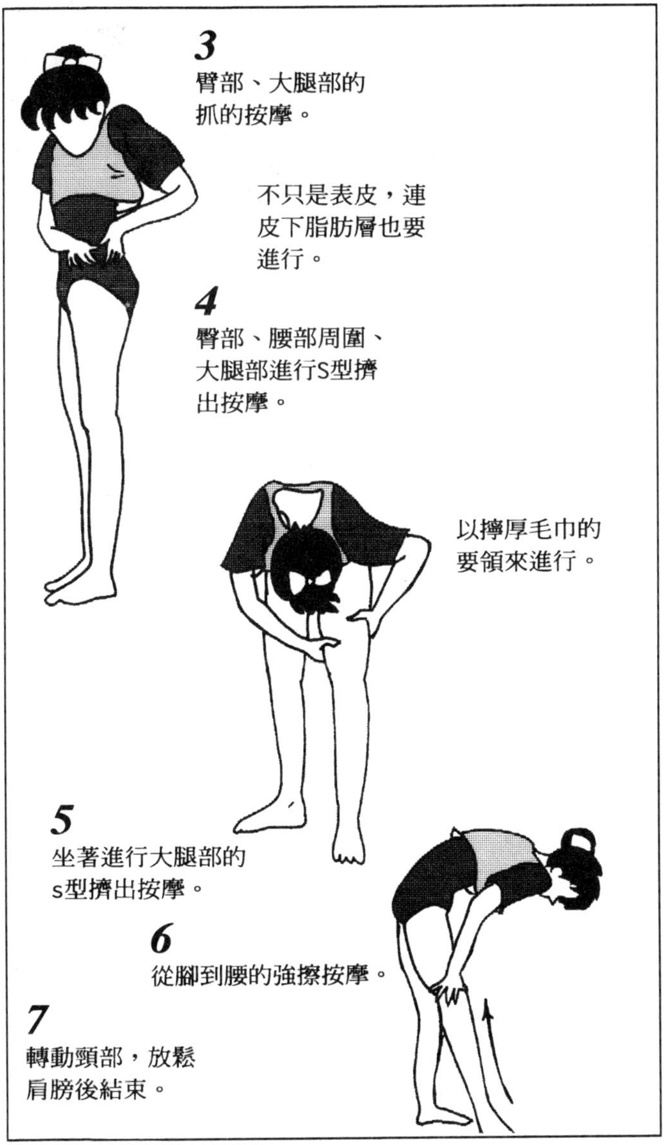
3
臀部、大腿部的
抓的按摩。
不只是表皮，連
皮下脂肪層也要
進行。
4
臀部、腰部周圍、
大腿部進行S型擠
出按摩。
以擰厚毛巾的
要領來進行。
5
坐著進行大腿部的
s型擠出按摩。
6
從腳到腰的強擦按摩。
7
轉動頸部，放鬆
肩膀後結束。

運動

1

取得最初的姿勢，握住腳脖子，拱起背部，往後拉，伸直背部，往前傾。（10次）

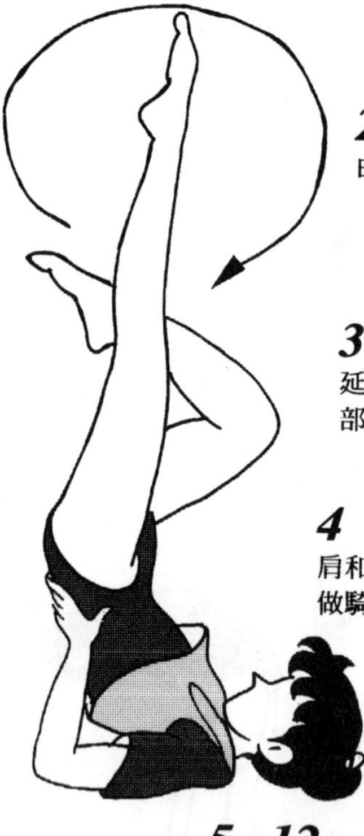

2

曲膝朝前後搖晃。
（搖晃5～10次，臀部上抬）

3

延長2的動作，臀部上抬之後停止。

4

肩和手肘貼地倒立，做騎單車的運動。（20次）

5～12

進行與前一天相同的運動。

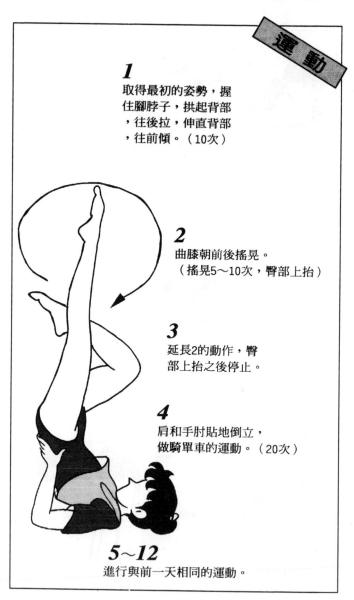

13

在戶外慢跑。（5～10分鐘）

要求地面高低的
變化以及傾斜度
的變化。

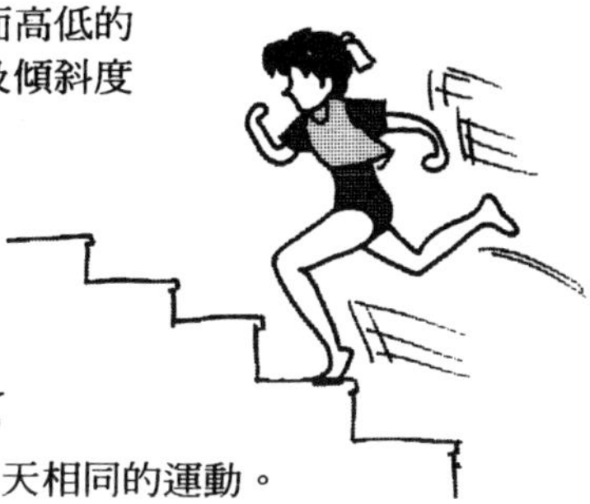

14～16

進行與前一天相同的運動。

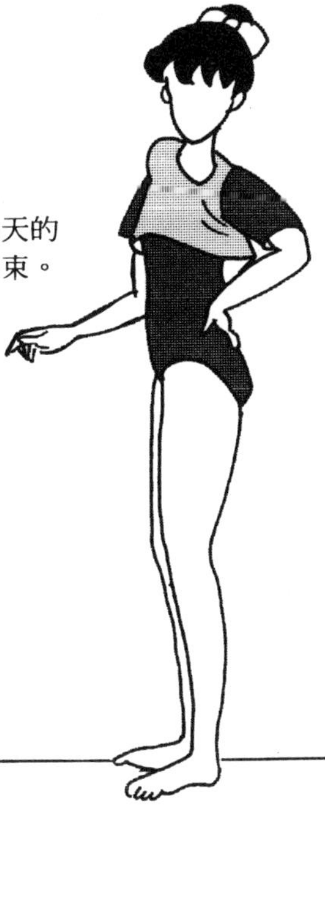

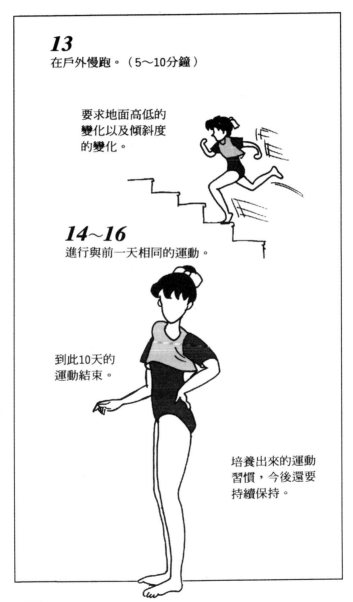

到此10天的
運動結束。

培養出來的運動
習慣，今後還要
持續保持。

◎結束十天的課程

你的美麗課程已經結束了。這十天對你而言，是短暫還是漫長的呢？

早上起床以後，務必要量部分的尺寸以及體重。應該能夠確實地減少三公斤。站在大鏡子前面照照你的全身，想必讓你煩惱的下半身的贅肉已經消除了吧！

沒有附著多餘的脂肪，擁有苗條的身材，顯得年輕了許多。當然，能夠穿自己喜歡的服裝，產生自信，變得容光煥發。

在這十天內，經歷了以往不曾經驗過的飲食內容、運動、按摩，或許會令你感覺疲勞。今天就好好地泡個澡，放輕鬆吧！對於保持美麗而言，精神的放鬆是很重要的。一定要放鬆身體的緊張和緊繃的神經。

對於即將朝新的十天挑戰的人而言，也是同樣的道理，在此稍作休息吧！

你爲了消除下半身肥胖而進行的十天課程，到此全部結束。

但是，爲了保持苗條與美麗，今後的每一天還是要持續進行這些課程。到此爲止的十天，只不過是讓你恢復苗條身材的開始而已。在此所學會的減肥、按摩、運動，都是生活上不可或缺的基本要件。今後仍要保有這些意識，努力發現更美好的自我。

當然，因個人所具有的體力或生理的狀況之不同，減肥程度也有差別。同樣身高與體重的人，即使吃相同的東西，進行相同的按摩或運動，也不見得能得到完全相同的結果。

有的人在十天內瘦三公斤，有的人瘦了五公斤，但是，有的人也許在兩週後或一個月以後才見效果。不要因爲效果遲遲不見而焦躁。

如果按照書上的方法進行，但是始終瘦不下來，這表示一定有你未察覺到的錯誤存在。請再度閱讀本書，相信一定能夠發現錯誤的地方。

總之，想要減肥的人是你，不是我，也不是你的家人。只要具有強烈的減肥意志，必定能夠實現你的夢想。

一定要拿出決心向減肥挑戰！

大展出版社有限公司 圖書目錄

地址：台北市北投區(石牌)
致遠一路二段 12 巷 1 號
郵撥：0166955～1
電話：(02)28236031
28236033
傳真：(02)28272069

・法律專欄連載・電腦編號 58

台大法學院　法律學系／策劃
法律服務社／編著

1. 別讓您的權利睡著了 1　200 元
2. 別讓您的權利睡著了 2　200 元

・秘傳占卜系列・電腦編號 14

1. 手相術　淺野八郎著　180 元
2. 人相術　淺野八郎著　150 元
3. 西洋占星術　淺野八郎著　180 元
4. 中國神奇占卜　淺野八郎著　150 元
5. 夢判斷　淺野八郎著　150 元
6. 前世、來世占卜　淺野八郎著　150 元
7. 法國式血型學　淺野八郎著　150 元
8. 靈感、符咒學　淺野八郎著　150 元
9. 紙牌占卜學　淺野八郎著　150 元
10. ESP 超能力占卜　淺野八郎著　150 元
11. 猶太數的秘術　淺野八郎著　150 元
12. 新心理測驗　淺野八郎著　160 元
13. 塔羅牌預言秘法　淺野八郎著　200 元

・趣味心理講座・電腦編號 15

1. 性格測驗① 探索男與女　淺野八郎著　140 元
2. 性格測驗② 透視人心奧秘　淺野八郎著　140 元
3. 性格測驗③ 發現陌生的自己　淺野八郎著　140 元
4. 性格測驗④ 發現你的真面目　淺野八郎著　140 元
5. 性格測驗⑤ 讓你們吃驚　淺野八郎著　140 元
6. 性格測驗⑥ 洞穿心理盲點　淺野八郎著　140 元
7. 性格測驗⑦ 探索對方心理　淺野八郎著　140 元
8. 性格測驗⑧ 由吃認識自己　淺野八郎著　160 元
9. 性格測驗⑨ 戀愛知多少　淺野八郎著　160 元
10. 性格測驗⑩ 由裝扮瞭解人心　淺野八郎著　160 元

11. 性格測驗⑪ 敲開內心玄機	淺野八郎著	140元
12. 性格測驗⑫ 透視你的未來	淺野八郎著	160元
13. 血型與你的一生	淺野八郎著	160元
14. 趣味推理遊戲	淺野八郎著	160元
15. 行為語言解析	淺野八郎著	160元

・婦幼天地・電腦編號16

1. 八萬人減肥成果	黃靜香譯	180元
2. 三分鐘減肥體操	楊鴻儒譯	150元
3. 窈窕淑女美髮秘訣	柯素娥譯	130元
4. 使妳更迷人	成　玉譯	130元
5. 女性的更年期	官舒妍編譯	160元
6. 胎內育兒法	李玉瓊編譯	150元
7. 早產兒袋鼠式護理	唐岱蘭譯	200元
8. 初次懷孕與生產	婦幼天地編譯組	180元
9. 初次育兒12個月	婦幼天地編譯組	180元
10. 斷乳食與幼兒食	婦幼天地編譯組	180元
11. 培養幼兒能力與性向	婦幼天地編譯組	180元
12. 培養幼兒創造力的玩具與遊戲	婦幼天地編譯組	180元
13. 幼兒的症狀與疾病	婦幼天地編譯組	180元
14. 腿部苗條健美法	婦幼天地編譯組	180元
15. 女性腰痛別忽視	婦幼天地編譯組	150元
16. 舒展身心體操術	李玉瓊編譯	130元
17. 三分鐘臉部體操	趙薇妮著	160元
18. 生動的笑容表情術	趙薇妮著	160元
19. 心曠神怡減肥法	川津祐介著	130元
20. 內衣使妳更美麗	陳玄茹譯	130元
21. 瑜伽美姿美容	黃靜香編著	180元
22. 高雅女性裝扮學	陳珮玲譯	180元
23. 蠶糞肌膚美顏法	坂梨秀子著	160元
24. 認識妳的身體	李玉瓊譯	160元
25. 產後恢復苗條體態	居理安・芙萊喬著	200元
26. 正確護髮美容法	山崎伊久江著	180元
27. 安琪拉美姿養生學	安琪拉蘭斯博瑞著	180元
28. 女體性醫學剖析	增田豐著	220元
29. 懷孕與生產剖析	岡部綾子著	180元
30. 斷奶後的健康育兒	東城百合子著	220元
31. 引出孩子幹勁的責罵藝術	多湖輝著	170元
32. 培養孩子獨立的藝術	多湖輝著	170元
33. 子宮肌瘤與卵巢囊腫	陳秀琳編著	180元
34. 下半身減肥法	納他夏・史達賓著	180元
35. 女性自然美容法	吳雅菁編著	180元
36. 再也不發胖	池園悅太郎著	170元

37. 生男生女控制術	中垣勝裕著	220 元
38. 使妳的肌膚更亮麗	楊 皓編著	170 元
39. 臉部輪廓變美	芝崎義夫著	180 元
40. 斑點、皺紋自己治療	高須克彌著	180 元
41. 面皰自己治療	伊藤雄康著	180 元
42. 隨心所欲瘦身冥想法	原久子著	180 元
43. 胎兒革命	鈴木丈織著	180 元
44. NS 磁氣平衡法塑造窈窕奇蹟	古屋和江著	180 元
45. 享瘦從腳開始	山田陽子著	180 元
46. 小改變瘦 4 公斤	宮本裕子著	180 元
47. 軟管減肥瘦身	高橋輝男著	180 元
48. 海藻精神秘美容法	劉名揚編著	180 元
49. 肌膚保養與脫毛	鈴木真理著	180 元
50. 10 天減肥 3 公斤	彤雲編輯組	180 元
51. 穿出自己的品味	西村玲子著	280 元

・青 春 天 地・ 電腦編號 17

1. A 血型與星座	柯素娥編譯	160 元
2. B 血型與星座	柯素娥編譯	160 元
3. O 血型與星座	柯素娥編譯	160 元
4. AB 血型與星座	柯素娥編譯	120 元
5. 青春期性教室	呂貴嵐編譯	130 元
6. 事半功倍讀書法	王毅希編譯	150 元
7. 難解數學破題	宋釗宜編譯	130 元
9. 小論文寫作秘訣	林顯茂編譯	120 元
11. 中學生野外遊戲	熊谷康編著	120 元
12. 恐怖極短篇	柯素娥編譯	130 元
13. 恐怖夜話	小毛驢編譯	130 元
14. 恐怖幽默短篇	小毛驢編譯	120 元
15. 黑色幽默短篇	小毛驢編譯	120 元
16. 靈異怪談	小毛驢編譯	130 元
17. 錯覺遊戲	小毛驢編著	130 元
18. 整人遊戲	小毛驢編著	150 元
19. 有趣的超常識	柯素娥編譯	130 元
20. 哦！原來如此	林慶旺編譯	130 元
21. 趣味競賽 100 種	劉名揚編譯	120 元
22. 數學謎題入門	宋釗宜編譯	150 元
23. 數學謎題解析	宋釗宜編譯	150 元
24. 透視男女心理	林慶旺編譯	120 元
25. 少女情懷的自白	李桂蘭編譯	120 元
26. 由兄弟姊妹看命運	李玉瓊編譯	130 元
27. 趣味的科學魔術	林慶旺編譯	150 元
28. 趣味的心理實驗室	李燕玲編譯	150 元

29. 愛與性心理測驗	小毛驢編譯	130元
30. 刑案推理解謎	小毛驢編譯	130元
31. 偵探常識推理	小毛驢編譯	130元
32. 偵探常識解謎	小毛驢編譯	130元
33. 偵探推理遊戲	小毛驢編譯	130元
34. 趣味的超魔術	廖玉山編著	150元
35. 趣味的珍奇發明	柯素娥編著	150元
36. 登山用具與技巧	陳瑞菊編著	150元
37. 性的漫談	蘇燕謀編著	180元
38. 無的漫談	蘇燕謀編著	180元
39. 黑色漫談	蘇燕謀編著	180元
40. 白色漫談	蘇燕謀編著	180元

・健康天地・電腦編號 18

1. 壓力的預防與治療	柯素娥編譯	130元
2. 超科學氣的魔力	柯素娥編譯	130元
3. 尿療法治病的神奇	中尾良一著	130元
4. 鐵證如山的尿療法奇蹟	廖玉山譯	120元
5. 一日斷食健康法	葉慈容編譯	150元
6. 胃部強健法	陳炳崑譯	120元
7. 癌症早期檢查法	廖松濤譯	160元
8. 老人痴呆症防止法	柯素娥編譯	130元
9. 松葉汁健康飲料	陳麗芬編譯	130元
10. 揉肚臍健康法	永井秋夫著	150元
11. 過勞死、猝死的預防	卓秀貞編譯	130元
12. 高血壓治療與飲食	藤山順豐著	150元
13. 老人看護指南	柯素娥編譯	150元
14. 美容外科淺談	楊啟宏著	150元
15. 美容外科新境界	楊啟宏著	150元
16. 鹽是天然的醫生	西英司郎著	140元
17. 年輕十歲不是夢	梁瑞麟譯	200元
18. 茶料理治百病	桑野和民著	180元
19. 綠茶治病寶典	桑野和民著	150元
20. 杜仲茶養顏減肥法	西田博著	150元
21. 蜂膠驚人療效	瀨長良三郎著	180元
22. 蜂膠治百病	瀨長良三郎著	180元
23. 醫藥與生活㈠	鄭炳全著	180元
24. 鈣長生寶典	落合敏著	180元
25. 大蒜長生寶典	木下繁太郎著	160元
26. 居家自我健康檢查	石川恭三著	160元
27. 永恆的健康人生	李秀鈴譯	200元
28. 大豆卵磷脂長生寶典	劉雪卿譯	150元
29. 芳香療法	梁艾琳譯	160元

30. 醋長生寶典	柯素娥譯	180元
31. 從星座透視健康	席拉・吉蒂斯著	180元
32. 愉悅自在保健學	野本二士夫著	160元
33. 裸睡健康法	丸山淳士等著	160元
34. 糖尿病預防與治療	藤田順豐著	180元
35. 維他命長生寶典	菅原明子著	180元
36. 維他命C新效果	鐘文訓編	150元
37. 手、腳病理按摩	堤芳朗著	160元
38. AIDS瞭解與預防	彼得塔歇爾著	180元
39. 甲殼質殼聚糖健康法	沈永嘉譯	160元
40. 神經痛預防與治療	木下真男著	160元
41. 室內身體鍛鍊法	陳炳崑編著	160元
42. 吃出健康藥膳	劉大器編著	180元
43. 自我指壓術	蘇燕謀編著	160元
44. 紅蘿蔔汁斷食療法	李玉瓊編著	150元
45. 洗心術健康秘法	竺翠萍編譯	170元
46. 枇杷葉健康療法	柯素娥編譯	180元
47. 抗衰血癒	楊啟宏著	180元
48. 與癌搏鬥記	逸見政孝著	180元
49. 冬蟲夏草長生寶典	高橋義博著	170元
50. 痔瘡・大腸疾病先端療法	宮島伸宜著	180元
51. 膠布治癒頑固慢性病	加瀨建造著	180元
52. 芝麻神奇健康法	小林貞作著	170元
53. 香煙能防止癡呆？	高田明和著	180元
54. 穀菜食治癌療法	佐藤成志著	180元
55. 貼藥健康法	松原英多著	180元
56. 克服癌症調和道呼吸法	帶津良一著	180元
57. B型肝炎預防與治療	野村喜重郎著	180元
58. 青春永駐養生導引術	早島正雄著	180元
59. 改變呼吸法創造健康	原久子著	180元
60. 荷爾蒙平衡養生秘訣	出村博著	180元
61. 水美肌健康法	井戶勝富著	170元
62. 認識食物掌握健康	廖梅珠編著	170元
63. 痛風劇痛消除法	鈴木吉彥著	180元
64. 酸莖菌驚人療效	上田明彥著	180元
65. 大豆卵磷脂治現代病	神津健一著	200元
66. 時辰療法—危險時刻凌晨4時	呂建強等著	180元
67. 自然治癒力提升法	帶津良一著	180元
68. 巧妙的氣保健法	藤平墨子著	180元
69. 治癒C型肝炎	熊田博光著	180元
70. 肝臟病預防與治療	劉名揚編著	180元
71. 腰痛平衡療法	荒井政信著	180元
72. 根治多汗症、狐臭	稻葉益巳著	220元
73. 40歲以後的骨質疏鬆症	沈永嘉譯	180元

74. 認識中藥　松下一成著　180 元
75. 認識氣的科學　佐佐木茂美著　180 元
76. 我戰勝了癌症　安田伸著　180 元
77. 斑點是身心的危險信號　中野進著　180 元
78. 艾波拉病毒大震撼　玉川重德著　180 元
79. 重新還我黑髮　桑名隆一郎著　180 元
80. 身體節律與健康　林博史著　180 元
81. 生薑治萬病　石原結實著　180 元
82. 靈芝治百病　陳瑞東著　180 元
83. 木炭驚人的威力　大槻彰著　200 元
84. 認識活性氧　井土貴司著　180 元
85. 深海鮫治百病　廖玉山編著　180 元
86. 神奇的蜂王乳　井上丹治著　180 元
87. 卡拉 OK 健腦法　東潔著　180 元
88. 卡拉 OK 健康法　福田伴男著　180 元
89. 醫藥與生活㈡　鄭炳全著　200 元
90. 洋蔥治百病　宮尾興平著　180 元
91. 年輕 10 歲快步健康法　石塚忠雄著　180 元
92. 石榴的驚人神效　岡本順子著　180 元
93. 飲料健康法　白鳥早奈英著　180 元

・實用女性學講座・電腦編號 19

1. 解讀女性內心世界　島田一男著　150 元
2. 塑造成熟的女性　島田一男著　150 元
3. 女性整體裝扮學　黃靜香編著　180 元
4. 女性應對禮儀　黃靜香編著　180 元
5. 女性婚前必修　小野十傳著　200 元
6. 徹底瞭解女人　田口二州著　180 元
7. 拆穿女性謊言 88 招　島田一男著　200 元
8. 解讀女人心　島田一男著　200 元
9. 俘獲女性絕招　志賀貢著　200 元
10. 愛情的壓力解套　中村理英子著　200 元

・校園系列・電腦編號 20

1. 讀書集中術　多湖輝著　150 元
2. 應考的訣竅　多湖輝著　150 元
3. 輕鬆讀書贏得聯考　多湖輝著　150 元
4. 讀書記憶秘訣　多湖輝著　150 元
5. 視力恢復！超速讀術　江錦雲譯　180 元
6. 讀書 36 計　黃柏松編著　180 元
7. 驚人的速讀術　鐘文訓編著　170 元

8. 學生課業輔導良方　多湖輝著　180元
9. 超速讀超記憶法　廖松濤編著　180元
10. 速算解題技巧　宋釗宜編著　200元
11. 看圖學英文　陳炳崑編著　200元
12. 讓孩子最喜歡數學　沈永嘉譯　180元

・實用心理學講座・電腦編號 21

1. 拆穿欺騙伎倆　多湖輝著　140元
2. 創造好構想　多湖輝著　140元
3. 面對面心理術　多湖輝著　160元
4. 偽裝心理術　多湖輝著　140元
5. 透視人性弱點　多湖輝著　140元
6. 自我表現術　多湖輝著　180元
7. 不可思議的人性心理　多湖輝著　180元
8. 催眠術入門　多湖輝著　150元
9. 責罵部屬的藝術　多湖輝著　150元
10. 精神力　多湖輝著　150元
11. 厚黑說服術　多湖輝著　150元
12. 集中力　多湖輝著　150元
13. 構想力　多湖輝著　150元
14. 深層心理術　多湖輝著　160元
15. 深層語言術　多湖輝著　160元
16. 深層說服術　多湖輝著　180元
17. 掌握潛在心理　多湖輝著　160元
18. 洞悉心理陷阱　多湖輝著　180元
19. 解讀金錢心理　多湖輝著　180元
20. 拆穿語言圈套　多湖輝著　180元
21. 語言的內心玄機　多湖輝著　180元
22. 積極力　多湖輝著　180元

・超現實心理講座・電腦編號 22

1. 超意識覺醒法　詹蔚芬編譯　130元
2. 護摩秘法與人生　劉名揚編譯　130元
3. 秘法！超級仙術入門　陸明譯　150元
4. 給地球人的訊息　柯素娥編著　150元
5. 密教的神通力　劉名揚編著　130元
6. 神秘奇妙的世界　平川陽一著　180元
7. 地球文明的超革命　吳秋嬌譯　200元
8. 力量石的秘密　吳秋嬌譯　180元
9. 超能力的靈異世界　馬小莉譯　200元
10. 逃離地球毀滅的命運　吳秋嬌譯　200元

11. 宇宙與地球終結之謎	南山宏著	200 元
12. 驚世奇功揭秘	傅起鳳著	200 元
13. 啟發身心潛力心象訓練法	栗田昌裕著	180 元
14. 仙道術遁甲法	高藤聰一郎著	220 元
15. 神通力的秘密	中岡俊哉著	180 元
16. 仙人成仙術	高藤聰一郎著	200 元
17. 仙道符咒氣功法	高藤聰一郎著	220 元
18. 仙道風水術尋龍法	高藤聰一郎著	200 元
19. 仙道奇蹟超幻像	高藤聰一郎著	200 元
20. 仙道鍊金術房中法	高藤聰一郎著	200 元
21. 奇蹟超醫療治癒難病	深野一幸著	220 元
22. 揭開月球的神秘力量	超科學研究會	180 元
23. 西藏密教奧義	高藤聰一郎著	250 元
24. 改變你的夢術入門	高藤聰一郎著	250 元

・養 生 保 健・電腦編號 23

1. 醫療養生氣功	黃孝寬著	250 元
2. 中國氣功圖譜	余功保著	230 元
3. 少林醫療氣功精粹	井玉蘭著	250 元
4. 龍形實用氣功	吳大才等著	220 元
5. 魚戲增視強身氣功	宮　嬰著	220 元
6. 嚴新氣功	前新培金著	250 元
7. 道家玄牝氣功	張　章著	200 元
8. 仙家秘傳袪病功	李遠國著	160 元
9. 少林十大健身功	秦慶豐著	180 元
10. 中國自控氣功	張明武著	250 元
11. 醫療防癌氣功	黃孝寬著	250 元
12. 醫療強身氣功	黃孝寬著	250 元
13. 醫療點穴氣功	黃孝寬著	250 元
14. 中國八卦如意功	趙維漢著	180 元
15. 正宗馬禮堂養氣功	馬禮堂著	420 元
16. 秘傳道家筋經內丹功	王慶餘著	280 元
17. 三元開慧功	辛桂林著	250 元
18. 防癌治癌新氣功	郭　林著	180 元
19. 禪定與佛家氣功修煉	劉天君著	200 元
20. 顛倒之術	梅自強著	360 元
21. 簡明氣功辭典	吳家駿編	360 元
22. 八卦三合功	張全亮著	230 元
23. 朱砂掌健身養生功	楊永著	250 元
24. 抗老功	陳九鶴著	230 元
25. 意氣按穴排濁自療法	黃啟運編著	250 元
26. 陳式太極拳養生功	陳正雷著	200 元

・社會人智囊・電腦編號 24

1.	糾紛談判術	清水增三著	160 元
2.	創造關鍵術	淺野八郎著	150 元
3.	觀人術	淺野八郎著	180 元
4.	應急詭辯術	廖英迪編著	160 元
5.	天才家學習術	木原武一著	160 元
6.	貓型狗式鑑人術	淺野八郎著	180 元
7.	逆轉運掌握術	淺野八郎著	180 元
8.	人際圓融術	澀谷昌三著	160 元
9.	解讀人心術	淺野八郎著	180 元
10.	與上司水乳交融術	秋元隆司著	180 元
11.	男女心態定律	小田晉著	180 元
12.	幽默說話術	林振輝編著	200 元
13.	人能信賴幾分	淺野八郎著	180 元
14.	我一定能成功	李玉瓊譯	180 元
15.	獻給青年的嘉言	陳蒼杰譯	180 元
16.	知人、知面、知其心	林振輝編著	180 元
17.	塑造堅強的個性	坂上肇著	180 元
18.	為自己而活	佐藤綾子著	180 元
19.	未來十年與愉快生活有約	船井幸雄著	180 元
20.	超級銷售話術	杜秀卿譯	180 元
21.	感性培育術	黃靜香編著	180 元
22.	公司新鮮人的禮儀規範	蔡媛惠譯	180 元
23.	傑出職員鍛鍊術	佐佐木正著	180 元
24.	面談獲勝戰略	李芳黛譯	180 元
25.	金玉良言撼人心	森純大著	180 元
26.	男女幽默趣典	劉華亭編著	180 元
27.	機智說話術	劉華亭編著	180 元
28.	心理諮商室	柯素娥譯	180 元
29.	如何在公司崢嶸頭角	佐佐木正著	180 元
30.	機智應對術	李玉瓊編著	200 元
31.	克服低潮良方	坂野雄二著	180 元
32.	智慧型說話技巧	沈永嘉編著	180 元
33.	記憶力、集中力增進術	廖松濤編著	180 元
34.	女職員培育術	林慶旺編著	180 元
35.	自我介紹與社交禮儀	柯素娥編著	180 元
36.	積極生活創幸福	田中真澄著	180 元
37.	妙點子超構想	多湖輝著	180 元
38.	說 NO 的技巧	廖玉山編著	180 元
39.	一流說服力	李玉瓊編著	180 元
40.	般若心經成功哲學	陳鴻蘭編著	180 元
41.	訪問推銷術	黃靜香編著	180 元

42. 男性成功秘訣	陳蒼杰編著	180 元
43. 笑容、人際智商	宮川澄子著	180 元
44. 多湖輝的構想工作室	多湖輝著	200 元

・精選系列・電腦編號 25

1. 毛澤東與鄧小平	渡邊利夫等著	280 元
2. 中國大崩裂	江戶介雄著	180 元
3. 台灣・亞洲奇蹟	上村幸治著	220 元
4. 7-ELEVEN 高盈收策略	國友隆一著	180 元
5. 台灣獨立（新・中國日本戰爭一）	森詠著	200 元
6. 迷失中國的末路	江戶雄介著	220 元
7. 2000 年 5 月全世界毀滅	紫藤甲子男著	180 元
8. 失去鄧小平的中國	小島朋之著	220 元
9. 世界史爭議性異人傳	桐生操著	200 元
10. 淨化心靈享人生	松濤弘道著	220 元
11. 人生心情診斷	賴藤和寬著	220 元
12. 中美大決戰	檜山良昭著	220 元
13. 黃昏帝國美國	莊雯琳譯	220 元
14. 兩岸衝突（新・中國日本戰爭二）	森詠著	220 元
15. 封鎖台灣（新・中國日本戰爭三）	森詠著	220 元
16. 中國分裂（新・中國日本戰爭四）	森詠著	220 元
17. 由女變男的我	虎井正衛著	200 元
18. 佛學的安心立命	松濤弘道著	220 元

・運動遊戲・電腦編號 26

1. 雙人運動	李玉瓊譯	160 元
2. 愉快的跳繩運動	廖玉山譯	180 元
3. 運動會項目精選	王佑京譯	150 元
4. 肋木運動	廖玉山譯	150 元
5. 測力運動	王佑宗譯	150 元
6. 游泳入門	唐桂萍編著	200 元

・休閒娛樂・電腦編號 27

1. 海水魚飼養法	田中智浩著	300 元
2. 金魚飼養法	曾雪玫譯	250 元
3. 熱門海水魚	毛利匡明著	480 元
4. 愛犬的教養與訓練	池田好雄著	250 元
5. 狗教養與疾病	杉浦哲著	220 元
6. 小動物養育技巧	三上昇著	300 元
20. 園藝植物管理	船越亮二著	220 元

・銀髮族智慧學・電腦編號 28

1.	銀髮六十樂逍遙	多湖輝著	170 元
2.	人生六十反年輕	多湖輝著	170 元
3.	六十歲的決斷	多湖輝著	170 元
4.	銀髮族健身指南	孫瑞台編著	250 元

・飲 食 保 健・電腦編號 29

1.	自己製作健康茶	大海淳著	220 元
2.	好吃、具藥效茶料理	德永睦子著	220 元
3.	改善慢性病健康藥草茶	吳秋嬌譯	200 元
4.	藥酒與健康果菜汁	成玉編著	250 元
5.	家庭保健養生湯	馬汴梁編著	220 元
6.	降低膽固醇的飲食	早川和志著	200 元
7.	女性癌症的飲食	女子營養大學	280 元
8.	痛風者的飲食	女子營養大學	280 元
9.	貧血者的飲食	女子營養大學	280 元
10.	高脂血症者的飲食	女子營養大學	280 元
11.	男性癌症的飲食	女子營養大學	280 元
12.	過敏者的飲食	女子營養大學	280 元
13.	心臟病的飲食	女子營養大學	280 元
14.	滋陰壯陽的飲食	王增著	220 元

・家庭醫學保健・電腦編號 30

1.	女性醫學大全	雨森良彥著	380 元
2.	初為人父育兒寶典	小瀧周曹著	220 元
3.	性活力強健法	相建華著	220 元
4.	30 歲以上的懷孕與生產	李芳黛編著	220 元
5.	舒適的女性更年期	野末悅子著	200 元
6.	夫妻前戲的技巧	笠井寬司著	200 元
7.	病理足穴按摩	金慧明著	220 元
8.	爸爸的更年期	河野孝旺著	200 元
9.	橡皮帶健康法	山田晶著	180 元
10.	三十三天健美減肥	相建華等著	180 元
11.	男性健美入門	孫玉祿編著	180 元
12.	強化肝臟秘訣	主婦の友社編	200 元
13.	了解藥物副作用	張果馨譯	200 元
14.	女性醫學小百科	松山榮吉著	200 元
15.	左轉健康法	龜田修等著	200 元
16.	實用天然藥物	鄭炳全編著	260 元
17.	神秘無痛平衡療法	林宗駛著	180 元

18. 膝蓋健康法	張果馨譯	180 元
19. 針灸治百病	葛書翰著	250 元
20. 異位性皮膚炎治癒法	吳秋嬌譯	220 元
21. 禿髮白髮預防與治療	陳炳崑編著	180 元
22. 埃及皇宮菜健康法	飯森薰著	200 元
23. 肝臟病安心治療	上野幸久著	220 元
24. 耳穴治百病	陳抗美等著	250 元
25. 高效果指壓法	五十嵐康彥著	200 元
26. 瘦水、胖水	鈴木園子著	200 元
27. 手針新療法	朱振華著	200 元
28. 香港腳預防與治療	劉小惠譯	200 元
29. 智慧飲食吃出健康	柯富陽編著	200 元
30. 牙齒保健法	廖玉山編著	200 元
31. 恢復元氣養生食	張果馨譯	200 元
32. 特效推拿按摩術	李玉田著	200 元
33. 一週一次健康法	若狹真著	200 元
34. 家常科學膳食	大塚滋著	220 元
35. 夫妻們關心的男性不孕	原利夫著	220 元
36. 自我瘦身美容	馬野詠子著	200 元
37. 魔法姿勢益健康	五十嵐康彥著	200 元
38. 眼病錘療法	馬栩周著	200 元
39. 預防骨質疏鬆症	藤田拓男著	200 元
40. 骨質增生效驗方	李吉茂編著	250 元
41. 蕺菜健康法	小林正夫著	200 元
42. 赧於啟齒的男性煩惱	增田豐著	220 元
43. 簡易自我健康檢查	稻葉允著	250 元
44. 實用花草健康法	友田純子著	200 元
45. 神奇的手掌療法	日比野喬著	230 元
46. 家庭式三大穴道療法	刑部忠和著	200 元
47. 子宮癌、卵巢癌	岡島弘幸著	220 元

・超經營新智慧・電腦編號 31

1. 躍動的國家越南	林雅倩譯	250 元
2. 甦醒的小龍菲律賓	林雅倩譯	220 元
3. 中國的危機與商機	中江要介著	250 元
4. 在印度的成功智慧	山內利男著	220 元
5. 7-ELEVEN 大革命	村上豐道著	200 元
6. 業務員成功秘方	呂育清編著	200 元

・心 靈 雅 集・電腦編號 00

1. 禪言佛語看人生	松濤弘道著	180 元

2. 禪密教的奧秘	葉逯謙譯	120 元
3. 觀音大法力	田口日勝著	120 元
4. 觀音法力的大功德	田口日勝著	120 元
5. 達摩禪 106 智慧	劉華亭編譯	220 元
6. 有趣的佛教研究	葉逯謙編譯	170 元
7. 夢的開運法	蕭京凌譯	130 元
8. 禪學智慧	柯素娥編譯	130 元
9. 女性佛教入門	許俐萍譯	110 元
10. 佛像小百科	心靈雅集編譯組	130 元
11. 佛教小百科趣談	心靈雅集編譯組	120 元
12. 佛教小百科漫談	心靈雅集編譯組	150 元
13. 佛教知識小百科	心靈雅集編譯組	150 元
14. 佛學名言智慧	松濤弘道著	220 元
15. 釋迦名言智慧	松濤弘道著	220 元
16. 活人禪	平田精耕著	120 元
17. 坐禪入門	柯素娥編譯	150 元
18. 現代禪悟	柯素娥編譯	130 元
19. 道元禪師語錄	心靈雅集編譯組	130 元
20. 佛學經典指南	心靈雅集編譯組	130 元
21. 何謂「生」阿含經	心靈雅集編譯組	150 元
22. 一切皆空　般若心經	心靈雅集編譯組	180 元
23. 超越迷惘　法句經	心靈雅集編譯組	130 元
24. 開拓宇宙觀　華嚴經	心靈雅集編譯組	180 元
25. 真實之道　法華經	心靈雅集編譯組	130 元
26. 自由自在　涅槃經	心靈雅集編譯組	130 元
27. 沈默的教示　維摩經	心靈雅集編譯組	150 元
28. 開通心眼　佛語佛戒	心靈雅集編譯組	130 元
29. 揭秘寶庫　密教經典	心靈雅集編譯組	180 元
30. 坐禪與養生	廖松濤譯	110 元
31. 釋尊十戒	柯素娥編譯	120 元
32. 佛法與神通	劉欣如編著	120 元
33. 悟（正法眼藏的世界）	柯素娥編譯	120 元
34. 只管打坐	劉欣如編著	120 元
35. 喬答摩・佛陀傳	劉欣如編著	120 元
36. 唐玄奘留學記	劉欣如編著	120 元
37. 佛教的人生觀	劉欣如編譯	110 元
38. 無門關(上卷)	心靈雅集編譯組	150 元
39. 無門關(下卷)	心靈雅集編譯組	150 元
40. 業的思想	劉欣如編著	130 元
41. 佛法難學嗎	劉欣如著	140 元
42. 佛法實用嗎	劉欣如著	140 元
43. 佛法殊勝嗎	劉欣如著	140 元
44. 因果報應法則	李常傳編	180 元
45. 佛教醫學的奧秘	劉欣如編著	150 元

46. 紅塵絕唱	海　若著	130 元
47. 佛教生活風情	洪丕謨、姜玉珍著	220 元
48. 行住坐臥有佛法	劉欣如著	160 元
49. 起心動念是佛法	劉欣如著	160 元
50. 四字禪語	曹洞宗青年會	200 元
51. 妙法蓮華經	劉欣如編著	160 元
52. 根本佛教與大乘佛教	葉作森編	180 元
53. 大乘佛經	定方晟著	180 元
54. 須彌山與極樂世界	定方晟著	180 元
55. 阿闍世的悟道	定方晟著	180 元
56. 金剛經的生活智慧	劉欣如著	180 元
57. 佛教與儒教	劉欣如編譯	180 元
58. 佛教史入門	劉欣如編譯	180 元
59. 印度佛教思想史	劉欣如編譯	200 元
60. 佛教與女姓	劉欣如編譯	180 元
61. 禪與人生	洪丕謨主編	260 元

・經 營 管 理・電腦編號 01

◎ 創新經營管理六十六大計(精)	蔡弘文編	780 元
1. 如何獲取生意情報	蘇燕謀譯	110 元
2. 經濟常識問答	蘇燕謀譯	130 元
4. 台灣商戰風雲錄	陳中雄著	120 元
5. 推銷大王秘錄	原一平著	180 元
6. 新創意・賺大錢	王家成譯	90 元
7. 工廠管理新手法	琪　輝著	120 元
10. 美國實業 24 小時	柯順隆譯	80 元
11. 撼動人心的推銷法	原一平著	150 元
12. 高竿經營法	蔡弘文編	120 元
13. 如何掌握顧客	柯順隆譯	150 元
17. 一流的管理	蔡弘文編	150 元
18. 外國人看中韓經濟	劉華亭譯	150 元
20. 突破商場人際學	林振輝編著	90 元
22. 如何使女人打開錢包	林振輝編著	100 元
24. 小公司經營策略	王嘉誠著	160 元
25. 成功的會議技巧	鐘文訓編譯	100 元
26. 新時代老闆學	黃柏松編著	100 元
27. 如何創造商場智囊團	林振輝編譯	150 元
28. 十分鐘推銷術	林振輝編譯	180 元
29. 五分鐘育才	黃柏松編譯	100 元
33. 自我經濟學	廖松濤編譯	100 元
34. 一流的經營	陶田生編著	120 元
35. 女性職員管理術	王昭國編譯	120 元
36. ＩＢＭ的人事管理	鐘文訓編譯	150 元

37. 現代電腦常識	王昭國編譯	150元
38. 電腦管理的危機	鐘文訓編譯	120元
39. 如何發揮廣告效果	王昭國編譯	150元
40. 最新管理技巧	王昭國編譯	150元
41. 一流推銷術	廖松濤編譯	150元
42. 包裝與促銷技巧	王昭國編譯	130元
43. 企業王國指揮塔	松下幸之助著	120元
44. 企業精銳兵團	松下幸之助著	120元
45. 企業人事管理	松下幸之助著	100元
46. 華僑經商致富術	廖松濤編譯	130元
47. 豐田式銷售技巧	廖松濤編譯	180元
48. 如何掌握銷售技巧	王昭國編著	130元
50. 洞燭機先的經營	鐘文訓編譯	150元
52. 新世紀的服務業	鐘文訓編譯	100元
53. 成功的領導者	廖松濤編譯	120元
54. 女推銷員成功術	李玉瓊編譯	130元
55. ＩＢＭ人才培育術	鐘文訓編譯	100元
56. 企業人自我突破法	黃琪輝編著	150元
58. 財富開發術	蔡弘文編著	130元
59. 成功的店舖設計	鐘文訓編著	150元
61. 企管回春法	蔡弘文編著	130元
62. 小企業經營指南	鐘文訓編譯	100元
63. 商場致勝名言	鐘文訓編譯	150元
64. 迎接商業新時代	廖松濤編譯	100元
66. 新手股票投資入門	何朝乾編著	200元
67. 上揚股與下跌股	何朝乾編譯	180元
68. 股票速成學	何朝乾編譯	200元
69. 理財與股票投資策略	黃俊豪編著	180元
70. 黃金投資策略	黃俊豪編著	180元
71. 厚黑管理學	廖松濤編譯	180元
72. 股市致勝格言	呂梅莎編譯	180元
73. 透視西武集團	林谷燁編譯	150元
76. 巡迴行銷術	陳蒼杰譯	150元
77. 推銷的魔術	王嘉誠譯	120元
78. 60 秒指導部屬	周蓮芬編譯	150元
79. 精銳女推銷員特訓	李玉瓊編譯	130元
80. 企劃、提案、報告圖表的技巧	鄭汶譯	180元
81. 海外不動產投資	許達守編譯	150元
82. 八百伴的世界策略	李玉瓊譯	150元
83. 服務業品質管理	吳宜芬譯	180元
84. 零庫存銷售	黃東謙編譯	150元
85. 三分鐘推銷管理	劉名揚編譯	150元
86. 推銷大王奮鬥史	原一平著	150元
87. 豐田汽車的生產管理	林谷燁編譯	150元

・成功寶庫・電腦編號 02

1. 上班族交際術	江森滋著	100 元
2. 拍馬屁訣竅	廖玉山編譯	110 元
4. 聽話的藝術	歐陽輝編譯	110 元
9. 求職轉業成功術	陳義編著	110 元
10. 上班族禮儀	廖玉山編著	120 元
11. 接近心理學	李玉瓊編著	100 元
12. 創造自信的新人生	廖松濤編著	120 元
15. 神奇瞬間瞑想法	廖松濤編譯	100 元
16. 人生成功之鑰	楊意苓編著	150 元
19. 給企業人的諍言	鐘文訓編著	120 元
20. 企業家自律訓練法	陳義編譯	100 元
21. 上班族妖怪學	廖松濤編著	100 元
22. 猶太人縱橫世界的奇蹟	孟佑政編著	110 元
25. 你是上班族中強者	嚴思圖編著	100 元
30. 成功頓悟 100 則	蕭京凌編譯	130 元
32. 知性幽默	李玉瓊編譯	130 元
33. 熟記對方絕招	黃靜香編譯	100 元
37. 察言觀色的技巧	劉華亭編著	180 元
38. 一流領導力	施義彥編譯	120 元
40. 30 秒鐘推銷術	廖松濤編譯	150 元
41. 猶太成功商法	周蓮芬編譯	120 元
42. 尖端時代行銷策略	陳蒼杰編著	100 元
43. 顧客管理學	廖松濤編著	100 元
44. 如何使對方說 Yes	程羲編著	150 元
47. 上班族口才學	楊鴻儒譯	120 元
48. 上班族新鮮人須知	程羲編著	120 元
49. 如何左右逢源	程羲編著	130 元
50. 語言的心理戰	多湖輝著	130 元
55. 性惡企業管理學	陳蒼杰譯	130 元
56. 自我啟發 200 招	楊鴻儒編著	150 元
57. 做個傑出女職員	劉名揚編著	130 元
58. 靈活的集團營運術	楊鴻儒編著	120 元
60. 個案研究活用法	楊鴻儒編著	130 元
61. 企業教育訓練遊戲	楊鴻儒編著	120 元
62. 管理者的智慧	程義編譯	130 元
63. 做個佼佼管理者	馬筱莉編譯	130 元
67. 活用禪學於企業	柯素娥編譯	130 元
69. 幽默詭辯術	廖玉山編譯	150 元
70. 拿破崙智慧箴言	柯素娥編譯	130 元
71. 自我培育・超越	蕭京凌編譯	150 元
74. 時間即一切	沈永嘉編譯	130 元

國家圖書館出版品預行編目資料

10 天減肥 3 公斤／彤雲編輯組編著，
—初版，—臺北市，大展，民 87
面；21 公分—（婦幼天地；50）
ISBN 957-557-875-9（平裝）

1.減肥

411.35 87012506

【版權所有・翻印必究】

ISBN 957-557-875-9

10 天減肥 3 公斤

編 著 者／彤雲編輯組
發 行 人／蔡 森 明
出 版 者／大展出版社有限公司
社 址／台北市北投區（石牌）致遠一路二段12巷1號
電 話／(02) 28236031・28236033
傳 真／(02) 28272069
郵政劃撥／0166955－1
登 記 證／局版臺業字第2171號
承 印 者／國順圖書印刷公司
裝 訂／嶸興裝訂有限公司
排 版 者／千兵企業有限公司
電 話／(02) 28812643
初版 1 刷／1998年（民87年）12月

定 價／180元

●本書若有破損缺頁敬請寄回本社更換●

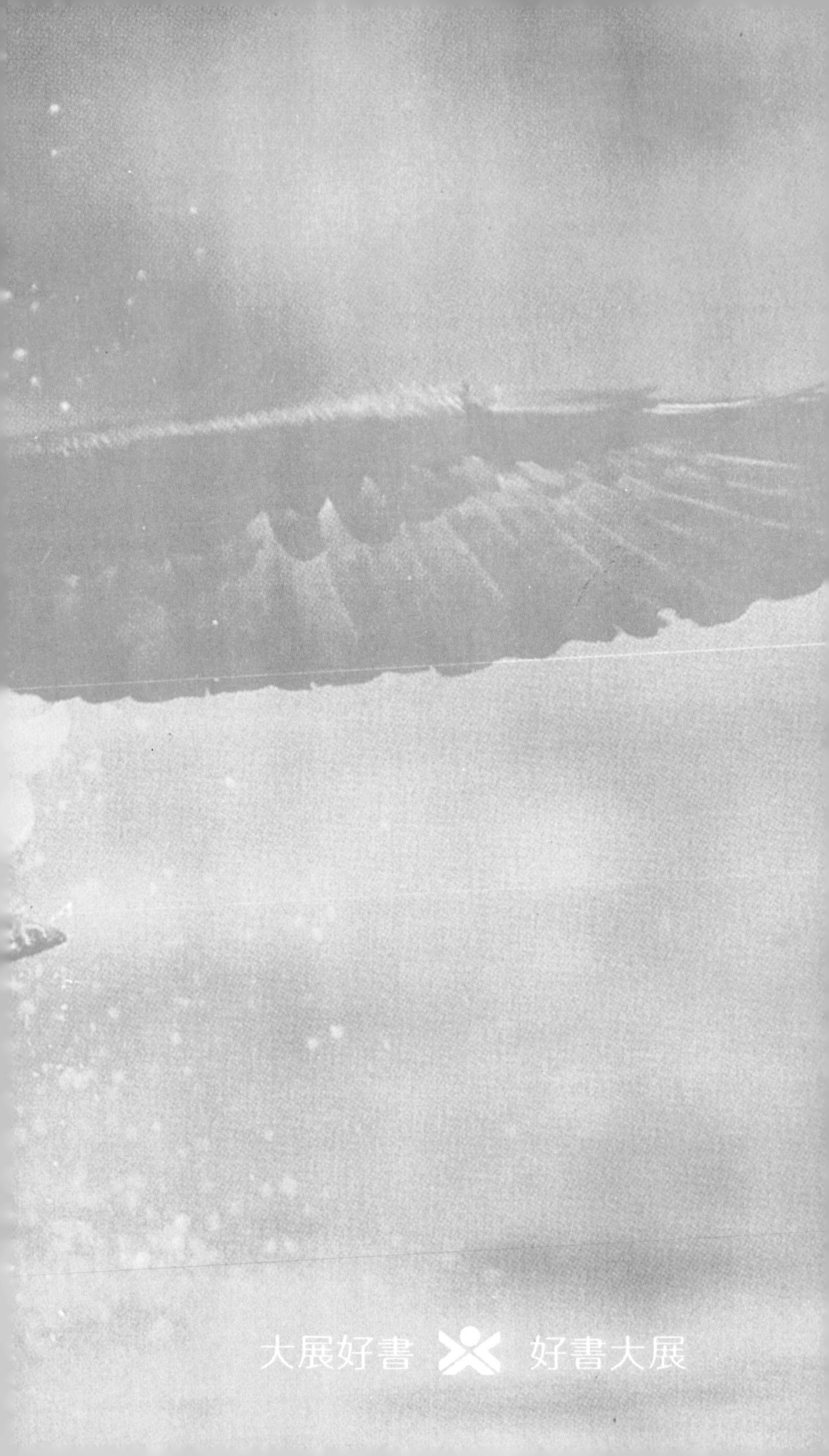

大展好書 好書大展